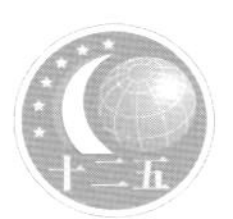

国家卫生和计划生育委员会“十二五”规划教材
全国中等卫生职业教育教材

供护理、助产专业用

护理伦理

主　编　钟会亮

副主编　凌　敏　白瑞婷

编　者（以姓氏笔画为序）

方小英（河南护理职业学院）（兼秘书）
白瑞婷（濮阳市卫生学校）
刘雪莲（北京市昌平卫生学校）
钟会亮（河南护理职业学院）
原永敏（山东省烟台护士学校）
凌　敏（大连铁路卫生学校）
康玉萍（甘肃卫生职业学院）

人民卫生出版社

图书在版编目（CIP）数据

护理伦理/钟会亮主编. —北京：人民卫生出版社，2015
ISBN 978-7-117-20708-9

Ⅰ. ①护…　Ⅱ. ①钟…　Ⅲ. ①护理伦理学-中等专业学校-教材　Ⅳ. ①R47

中国版本图书馆 CIP 数据核字(2015)第 137869 号

人卫社官网	**www. pmph. com**	**出版物查询，在线购书**
人卫医学网	**www. ipmph. com**	**医学考试辅导，医学数据库服务，医学教育资源，大众健康资讯**

版权所有，侵权必究！

护 理 伦 理

主　　编：钟会亮
出版发行：人民卫生出版社(中继线 010-59780011)
地　　址：北京市朝阳区潘家园南里 19 号
邮　　编：100021
E - mail：pmph @ pmph. com
购书热线：010-59787592　010-59787584　010-65264830
印　　刷：北京新华印刷有限公司
经　　销：新华书店
开　　本：787 × 1092　1/16　**印张**：9
字　　数：225 千字
版　　次：2015 年 8 月第 1 版　2021 年 8 月第 1 版第10次印刷
标准书号：ISBN 978-7-117-20708-9/R · 20709
定　　价：23. 00 元
打击盗版举报电话：**010-59787491　E-mail：WQ @ pmph. com**
（凡属印装质量问题请与本社市场营销中心联系退换）

出版说明

为全面贯彻党的十八大和十八届三中、四中全会精神，依据《国务院关于加快发展现代职业教育的决定》要求，更好地服务于现代卫生职业教育快速发展的需要，适应卫生事业改革发展对医药卫生职业人才的需求，贯彻《医药卫生中长期人才发展规划（2011—2020年）》《现代职业教育体系建设规划（2014—2020年）》文件精神，人民卫生出版社在教育部、国家卫生和计划生育委员会的领导和支持下，按照教育部颁布的《中等职业学校专业教学标准（试行）》医药卫生类（第一辑）（简称《标准》），由全国卫生职业教育教学指导委员会（简称卫生行指委）直接指导，经过广泛的调研论证，启动了全国中等卫生职业教育第三轮规划教材修订工作。

本轮规划教材修订的原则：①明确人才培养目标。按照《标准》要求，本轮规划教材坚持立德树人，培养职业素养与专业知识、专业技能并重，德智体美全面发展的技能型卫生专门人才。②强化教材体系建设。紧扣《标准》，各专业设置公共基础课（含公共选修课）、专业技能课（含专业核心课、专业方向课、专业选修课）；同时，结合专业岗位与执业资格考试需要，充实完善课程与教材体系，使之更加符合现代职业教育体系发展的需要。在此基础上，组织制订了各专业课程教学大纲并附于教材中，方便教学参考。③贯彻现代职教理念。体现"以就业为导向，以能力为本位，以发展技能为核心"的职教理念。理论知识强调"必需、够用"；突出技能培养，提倡"做中学、学中做"的理实一体化思想，在教材中编入实训（实践）指导。④重视传统融合创新。人民卫生出版社医药卫生规划教材经过长时间的实践与积累，其中的优良传统在本轮修订中得到了很好的传承。在广泛调研的基础上，修订教材与新编教材在整体上实现了高度融合与衔接。在教材编写中，产教融合、校企合作理念得到了充分贯彻。⑤突出行业规划特性。本轮修订紧紧依靠卫生行指委，充分发挥行业机构与专家对教材的宏观规划与评审把关作用，体现了国家规划教材一贯的标准性、权威性、规范性。⑥提升服务教学能力。本轮教材修订，在主教材中设置了一系列服务教学的拓展模块；此外，教材立体化建设水平进一步提高，根据专业需要开发了配套教材、网络增值服务等，大量与课程相关的内容围绕教材形成便捷的在线数字化教学资源包，为教师提供教学素材支撑，为学生提供学习资源服务，教材的教学服务能力明显增强。

人民卫生出版社作为国家规划教材出版基地，获得了教育部中等职业教育专业技能课教材选题立项24个专业的立项选题资格。本轮首批启动了护理、助产、农村医学、药剂、制药技术专业教材修订，其他中职相关专业教材也将根据《标准》颁布情况陆续启动修订。

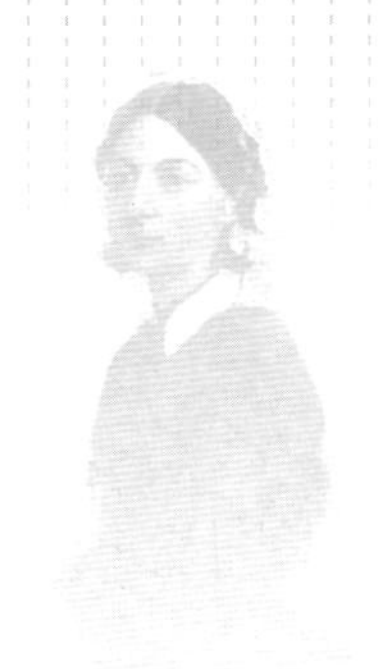

全国卫生职业教育教学指导委员会

主任委员	秦怀金
副主任委员	金生国　付　伟　周　军　文历阳
秘书长	杨文秀
委员	张宁宁　胡小濛　孟　莉　张并立　宋　莉　罗会明 孟　群　李　滔　高学成　王县成　崔　霞　杨爱平 程明羕　万学红　李秀华　陈贤义　尚少梅　郭积燕 路　阳　樊　洁　黄庶亮　王　斌　邓　婵　杨棉华 燕铁斌　周建成　席　彪　马　莉　路喜存　吕俊峰 乔学斌　史献平　刘运福　韩　松　李智成　王　燕 徐龙海　周天增　唐红梅　徐一新　高　辉　刘　斌 王　瑾　胡　野　任光圆　郭永松　陈命家　王金河 封银曼　倪　居　王怀生　何旭辉　田国华　厉　岩 沈曙红　白梦清　余建明　黄岩松　张湘富　夏修龙 朱祖余　朱启华　郭　蔚　古蓬勃　任　晖　林忠文 王大成　袁　宁　赫光中　曾　诚　宾大章　陈德军 冯连贵　罗天友

全国中等卫生职业教育“十二五”规划教材目录

护理、助产专业

序号	教材名称	版次	主编	课程类别	所供专业	配套教材
1	解剖学基础 *	3	任　晖　袁耀华	专业核心课	护理、助产	√
2	生理学基础 *	3	朱艳平　卢爱青	专业核心课	护理、助产	
3	药物学基础 *	3	姚　宏　黄　刚	专业核心课	护理、助产	√
4	护理学基础 *	3	李　玲　蒙雅萍	专业核心课	护理、助产	√
5	健康评估 *	2	张淑爱　李学松	专业核心课	护理、助产	√
6	内科护理 *	3	林梅英　朱启华	专业核心课	护理、助产	√
7	外科护理 *	3	李　勇　俞宝明	专业核心课	护理、助产	√
8	妇产科护理 *	3	刘文娜　闫瑞霞	专业核心课	护理、助产	√
9	儿科护理 *	3	高　凤　张宝琴	专业核心课	护理、助产	√
10	老年护理 *	3	张小燕　王春先	老年护理方向	护理、助产	√
11	老年保健	1	刘　伟	老年护理方向	护理、助产	
12	急救护理技术	3	王为民　来和平	急救护理方向	护理、助产	√
13	重症监护技术	2	刘旭平	急救护理方向	护理、助产	
14	社区护理	3	姜瑞涛　徐国辉	社区护理方向	护理、助产	√
15	健康教育	1	靳　平	社区护理方向	护理、助产	
16	解剖学基础 *	3	代加平　安月勇	专业核心课	助产、护理	√
17	生理学基础 *	3	张正红　杨汎雯	专业核心课	助产、护理	√
18	药物学基础 *	3	张　庆　田卫东	专业核心课	助产、护理	√
19	基础护理 *	3	贾丽萍　宫春梓	专业核心课	助产、护理	√
20	健康评估 *	2	张　展　迟玉香	专业核心课	助产、护理	√
21	母婴护理 *	1	郭玉兰　谭奕华	专业核心课	助产、护理	√

续表

序号	教材名称	版次	主编	课程类别	所供专业	配套教材
22	儿童护理 *	1	董春兰　刘　俐	专业核心课	助产、护理	√
23	成人护理(上册)—内外科护理 *	1	李俊华　曹文元	专业核心课	助产、护理	√
24	成人护理(下册)—妇科护理 *	1	林　珊　郭艳春	专业核心课	助产、护理	√
25	产科学基础 *	3	翟向红　吴晓琴	专业核心课	助产	√
26	助产技术 *	1	闫金凤　韦秀宜	专业核心课	助产	√
27	母婴保健	3	颜丽青	母婴保健方向	助产	√
28	遗传与优生	3	邓鼎森　于全勇	母婴保健方向	助产	
29	病理学基础	3	张军荣　杨怀宝	专业技能课	护理、助产	√
30	病原生物与免疫学基础	3	吕瑞芳　张晓红	专业技能课	护理、助产	√
31	生物化学基础	3	艾旭光　王春梅	专业技能课	护理、助产	
32	心理与精神护理	3	沈丽华	专业技能课	护理、助产	
33	护理技术综合实训	2	黄惠清　高晓梅	专业技能课	护理、助产	√
34	护理礼仪	3	耿　洁　吴　彬	专业技能课	护理、助产	
35	人际沟通	3	张志钢　刘冬梅	专业技能课	护理、助产	
36	中医护理	3	封银曼　马秋平	专业技能课	护理、助产	
37	五官科护理	3	张秀梅　王增源	专业技能课	护理、助产	√
38	营养与膳食	3	王忠福	专业技能课	护理、助产	
39	护士人文修养	1	王　燕	专业技能课	护理、助产	
40	护理伦理	1	钟会亮	专业技能课	护理、助产	
41	卫生法律法规	3	许练光	专业技能课	护理、助产	
42	护理管理基础	1	朱爱军	专业技能课	护理、助产	

农村医学专业

序号	教材名称	版次	主编	课程类别	配套教材
1	解剖学基础 *	1	王怀生　李一忠	专业核心课	
2	生理学基础 *	1	黄莉军　郭明广	专业核心课	
3	药理学基础 *	1	符秀华　覃隶莲	专业核心课	
4	诊断学基础 *	1	夏惠丽　朱建宁	专业核心课	
5	内科疾病防治 *	1	傅一明　闫立安	专业核心课	
6	外科疾病防治 *	1	刘庆国　周雅清	专业核心课	
7	妇产科疾病防治 *	1	黎　梅　周惠珍	专业核心课	
8	儿科疾病防治 *	1	黄力毅　李　卓	专业核心课	
9	公共卫生学基础 *	1	戚　林　王永军	专业核心课	
10	急救医学基础 *	1	魏　蕊　魏　瑛	专业核心课	
11	康复医学基础 *	1	盛幼珍　张　瑾	专业核心课	
12	病原生物与免疫学基础	1	钟禹霖　胡国平	专业技能课	
13	病理学基础	1	贺平则　黄光明	专业技能课	
14	中医药学基础	1	孙治安　李　兵	专业技能课	
15	针灸推拿技术	1	伍利民	专业技能课	
16	常用护理技术	1	马树平　陈清波	专业技能课	
17	农村常用医疗实践技能实训	1	王景舟	专业技能课	
18	精神病学基础	1	汪永君	专业技能课	
19	实用卫生法规	1	菅辉勇　李利斯	专业技能课	
20	五官科疾病防治	1	王增源	专业技能课	
21	医学心理学基础	1	白　杨　田仁礼	专业技能课	
22	生物化学基础	1	张文利	专业技能课	
23	医学伦理学基础	1	刘伟玲　斯钦巴图	专业技能课	
24	传染病防治	1	杨　霖　曹文元	专业技能课	

药剂、制药技术专业

序号	教材名称	版次	主编	课程类别	配套教材
1	基础化学 *	1	石宝珏　宋守正	专业核心课	
2	微生物基础 *	1	熊群英　张晓红	专业核心课	
3	实用医学基础 *	1	曲永松	专业核心课	
4	药事法规 *	1	王　蕾	专业核心课	
5	药物分析技术 *	1	戴君武　王　军	专业核心课	
6	药物制剂技术 *	1	解玉岭	专业技能课	
7	药物化学 *	1	谢癸亮	专业技能课	
8	会计基础	1	赖玉玲	专业技能课	
9	临床医学概要	1	孟月丽　曹文元	专业技能课	
10	人体解剖生理学基础	1	黄莉军　张　楚	专业技能课	
11	天然药物学基础	1	郑小吉	专业技能课	
12	天然药物化学基础	1	刘诗泆　欧绍淑	专业技能课	
13	药品储存与养护技术	1	宫淑秋	专业技能课	
14	中医药基础	1	谭　红　李培富	专业核心课	
15	药店零售与服务技术	1	石少婷	专业技能课	
16	医药市场营销技术	1	王顺庆	专业技能课	
17	药品调剂技术	1	区门秀	专业技能课	
18	医院药学概要	1	刘素兰	专业技能课	
19	医药商品基础	1	詹晓如	专业核心课	
20	药理学	1	张　庆　陈达林	专业技能课	

注：1. * 为“十二五”职业教育国家规划教材。
2. 全套教材配有网络增值服务。

护理专业编写说明

根据教育部的统一部署，全国卫生职业教育教学指导委员会组织全国百余所中等卫生职业教育相关院校，进行了全面、深入、细致的护理专业岗位、教育调查研究工作，制订了护理专业教学标准。标准颁布后，全国卫生行指委全力支持人民卫生出版社规划并出版助产专业国家级规划教材。

本轮教材的特点是：①体现以学生为主体、“三基五性”的教材建设与服务理念：注重融传授知识、培养能力、提高素质为一体，重视培养学生的创新、获取信息及终身学习的能力，注重对学生人文素质的培养，突出教材的启发性。②满足中等卫生职业教育护理专业的培养目标要求：坚持立德树人，面向医疗、卫生、康复和保健机构等，培养从事临床护理、社区护理和健康保健等工作，德智体美全面发展的技能型卫生专业人才。③有机衔接高职高专护理专业教材：在深入研究人卫版三年制高职高专护理专业规划教材的基础上确定了本轮教材的内容及结构，为建立中高职衔接的立交桥奠定基础。④凸显护理专业的特色：体现对“人”的整体护理观、“以病人为中心”的优质护理指导思想；护理内容按照护理程序进行组织，教材内容与工作岗位需求紧密衔接。⑤把握修订与新编的区别：本轮教材是在“十一五”规划教材基础上的完善，因此继承了上版教材的体系和优点，同时注入了新的教材编写理念、创新教材编写结构、更新陈旧的教材内容。⑥整体优化：本套教材注重不同层次之间，不同教材之间的衔接；同时明确整体规划，要求各教材每章或节设“学习目标”“工作情景与任务”模块，章末设“思考题或护考模拟”模块，全书末附该课程的实践指导、教学大纲、参考文献等必要的辅助内容。⑦凸显课程个性：各教材根据课程特点选择性地设置“病案分析”“知识窗”“课堂讨论”“边学边练”等模块，50学时以上课程编写特色鲜明的配套学习辅导教材。⑧立体化建设：全套教材创新性地编制了网络增值服务内容，每本教材可凭封底的唯一识别码进入人卫网教育频道（edu.ipmph.com）得到与该课程相关的大量的图片、教学课件、视频、同步练习、推荐阅读等资源，为学生学习和教师教学提供强有力的支撑。⑨与护士执业资格考试紧密接轨：教材内容涵盖所有执业护士考点，且通过章末护考模拟或配套教材的大量习题帮助学生掌握执业护士考试的考点，提高学习效率和效果。

全套教材共 29 种，供护理、助产专业共用。全套教材将由人民卫生出版社于 2015 年 7 月前分两批出版，供全国各中等卫生职业院校使用。

前　言

随着社会的进步和科学的发展，医学新技术、新方法层出不穷，由此产生的伦理难题愈加突出。医学模式的转变，医疗卫生事业对人才需求的多元化趋势，更加彰显了学习护理伦理的重要性。

为加快推进职业教育教学改革创新，全面实施素质教育，培养知识、技能与品德修养相统一的高素质护理工作者，使学生树立正确的人生观、价值观，在全国卫生职业教育教学指导委员会指导下，经过广泛调研，组织了本教材的编写。

全书共七章，主要介绍了护理伦理的形成和历史发展，护理伦理的基本理论和护理伦理的原则、规范与范畴，临床护理工作中的人际关系伦理，临床护理伦理，社区卫生服务护理伦理和护理科研伦理等内容。每章根据学生的学习需求和护理工作中常见的伦理问题，设置了导入情景和工作任务、知识窗、课堂讨论等栏目，有助于提高学生自主学习和对护理伦理问题的分析解决能力。

本教材的特点是：①坚持“三基五性”原则，突出教材启发性；②重视针对性，坚持立德树人，培养德智体美全面发展的技能型卫生专门人才；③强调实用性，针对中职教育实际，以岗位需求为宗旨，避免大篇幅的理论性研究性语言，扩展了应用部分的内容，与临床对接、与服务对象对接；④突显课程特色，渗透人文素质教育，体现以人为本、以病人为中心的整体护理理念；⑤抓住两个中心：专业教育上“以病人为中心”，教学理念上“以学生为中心”，注重职业道德培养和伦理修养提高；⑥以现代职业教育思想为指导，每章后设置自测题，与护士执业资格考试、对口升学教育等紧密接轨。

本教材可作为中等卫生职业学校以及各级各类医疗卫生机构对护理、助产专业学生及护士进行护理伦理教育或培训的教材，亦可供对护理伦理感兴趣的读者参考阅读。

本教材在编写过程中，参考了近年来医学伦理、护理伦理的最新研究成果，涉及当代医学科技前沿的伦理热点问题及其对社会影响，援引了以往一些教材、著作和权威性期刊上的论述，得到了全体编者所在单位的大力支持，由于篇幅所限，未能一一列举，在此一并表示衷心的感谢。

由于编写人员水平有限，加之编写时间仓促，教材中难免存在疏漏和不妥之处，敬请各位专家、师生和护理界同仁提出宝贵意见并惠予指正。

钟会亮

2015 年 6 月

目录

第一章 绪 论

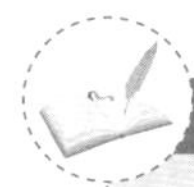

学习目标

1. 具有基本的护理职业道德和逻辑分析能力。
2. 掌握职业道德的基本概念、特征和基本内容及护理职业道德的含义。
3. 熟悉道德、伦理、护理伦理的含义;熟悉道德的功能和伦理学的分类。
4. 了解护理伦理的研究对象及研究内容、护理伦理的形成与发展及学习护理伦理的意义和方法。
5. 学会运用护理伦理相关理论解决护理问题。

护理伦理是伦理学的一个重要分支,也是护理学的重要组成部分,主要是研究护理职业道德的一门应用性学科。护理伦理来源于护理实践活动,又服务于护理实践活动的文化、群体意识。护理伦理是医护人员应该遵循的道德行为准则,是运用一般伦理学原理和道德原则解决和调解护理实践活动中人与人之间关系的一门学科。随着科学技术的不断进步和医学模式的转变,社会对护士的职业道德、职业态度和技能的要求越来越高。学习护理伦理对现代医学的发展和推动护理事业的全面发展具有重要的现实意义。

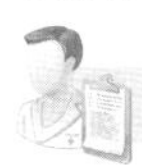

案例与思考

案例:

小艾,7 岁,因患肾小球肾炎继发肾衰竭住院 2 年,一直做肾透析维持生命,以等待肾移植手术。由于一直没有合适的肾脏供者,经医生与小艾父母商讨,决定做亲属活体肾移植手术。医院对小艾的亲属进行了相关检查,结果只有父亲的组织类型符合。医生将结果告诉小艾父亲,与他商量作为供者一事,小艾父亲经过一番思考后决定不做供者,并恳请医生和护士告诉他的家人他不合适做供者。医生和护士虽不太情愿但依然按照小艾父亲的意图做了。

思考:

请对上述案例中护士的行为进行护理伦理分析。

第一节 伦 理

一、道德

(一)道德的起源和含义

道德(morality)一词在中国古汉文中最早是分开使用的。"道"的原始含义指四通八达的道路、坦途,引申为"事物运动变化所必须遵循的普遍规律"或必然性的法则,用以表达事物的规律性,如春生夏长、四季更替等。"德"与"得"相通,意思是取得、获得,指依据一定原则去行动而有所得,有品质、德行的意思,即人们对所谓最高原则有所得,指立身根据和行为准则。"道"与"德"两个字合用,源于春秋战国时期《荀子》等书,中有"礼者,法之大分,类之纲纪也。故学至乎礼而止矣,夫是之谓道德之极"。意思是一切都能按照礼法要求去做,就能达到道德的最高境界。中国古代的道德概念既包含道德规范,也包含个人品性修养之义。

在西方历史文化中,"道德"一词起源于拉丁语"mores",意为风俗、惯例。在历史发展长河中,赋予了道德不同的含义,如西方"神启论"认为,道德是由上帝的意志所创造的,是天意的产物。"天赋论"者认为,道德是人的本能和本性,是人们与生俱来的"理性"和"良知"。"情感欲望论"认为道德是人的情感、欲望等生理、心理的需要,人们把追求幸福的欲望看作道德的基础。马克思主义伦理学认为,道德是人们社会实践活动中形成的一种社会现象,人类社会关系的形成和社会意识的产生是道德产生的前提和基础。

历经上下几千年的发展,道德一词最终成为伦理学的核心。所谓道德,是人们在一定社会历史条件下形成的,由一定的社会经济关系决定的,用善恶作为评价标准,依靠社会舆论、传统习俗和内心信念等特有形式,用以调节人与人之间以及人与社会之间关系的行为规范和行为活动的总和。

(二)道德的本质

马克思主义认为,道德不是人的自然本质固有的"善良意志",而是建立在一定社会经济基础上的思想关系,是一种特殊的社会意识形态或上层建筑。道德的本质分为一般本质和特殊本质。道德的一般本质,是指道德是一种特殊的社会意识形态,属于上层建筑,归根到底是由经济基础决定的,是社会经济关系的反映。道德的特殊本质是调整利益关系的,即道德的特殊规范性及其实践精神。

(三)道德的评价标准与评价方式

道德以善恶作为评价标准。善,即利于他人、利于社会行为就是道德的;恶,即损害他人、危害社会的行为,就是不道德的。因此,道德评价以道德与不道德、高尚与卑劣、公正与偏私、荣誉与耻辱、诚实与虚伪等为标准。

道德的评价方式是依靠社会舆论、传统习俗和内心信念等发挥作用的。与政治、法律的评判方式不同,均属于非强制性力量,与法律及政治评价的强制性相比,道德评价方式主要体现它的自律性特征。

(四)道德的功能

道德的功能是指道德作为社会意识的特殊形式对于社会发展所具有的功效与能力。道德功能是多种多样的,主要有以下几个方面:

1. 调节功能 是指道德能够通过评价、劝阻等方式规范人们的行为和实际活动,以协调人与人之间、人与社会之间、人与自然之间的关系,使之协调一致、和谐发展,实现从“没有”至“应有”的转化。

2. 导向功能 正确的道德观能培养人们的良好道德意识、道德品质和道德行为,启迪人们的道德觉悟,树立正确的义务观、荣誉观、价值观,使人们认清自己同现实世界的价值关系方向,选择正确的价值方向和目标,使社会人成为纯洁和高尚的人。

3. 教育功能 通过道德示范、激励等手段,形成社会风尚、树立道德榜样、塑造理想人格,以感化和培养人们的道德观念、道德情感、道德行为和道德品质的能力。

4. 认识功能 是指通过道德理想、道德判断、道德标准等形式,使人们认识自己与他人、自己与社会整体的利益关系,正确认识自己的社会角色责任和义务,重视人类社会和谐发展需要的价值,引导人们建立理想人格,正确选择自己的行为和生活方向。

5. 激励功能 道德激励人们不断把现实中的“我”提升为理想中的“我”。在社会环境和物质条件完全相同的前提下,一个国家、民族、个人,想要发展得顺利,在很大程度上取决于其内在的主观能动性、积极性和精神支柱、精神状态等。积极向上的道德观念可以激发人们的热情,激励人们的行为,增添人们的奋斗动力。

二、职业道德

(一)含义

职业道德(professional morality)的概念有广义和狭义之分。广义的职业道德是指从业人员在职业活动中应该遵循的行为准则,涵盖了从业人员与服务对象、职业与职工、职业与职业之间的关系。狭义的职业道德是指在一定职业活动中应遵循的、体现一定职业特征的、调整一定职业关系的职业行为准则和规范。不同职业的人员在特定的职业活动中形成了特殊的职业关系、职业利益、职业活动范围和方式,由此形成了不同职业人员的道德规范。

职业道德,又称为行业道德,是每个从业人员必须具备的素质。职业道德不仅是从业人员在进行职业活动时应遵循的行为规范,而且是从业人员对社会所应承担的道德责任和义务。职业道德是整个社会道德的主要组成部分,是社会道德在某一特定职业中的具体体现。在大力构建社会主义和谐社会的新时期,具有良好的职业道德是做好本职工作的首要条件。我们应大力提倡以奉献社会、服务人民、爱岗敬业、诚实守信为主要内容的社会道德,加强社会主义职业道德的建设。

(二)特征

1. 有限性 由于各种职业的责任和义务不同,从而在一定的执业活动中产生各自特定的职业道德的行为规范。任何职业道德的适用范围都不是普遍的,而是特定的、有限的。某种职业道德只在该执业范围内发挥其作用,对从事其他职业的人员没有指导、约束和调节作用。如护士必须遵守护理职业道德。

2. 稳定性 由于人们长期从事某种职业活动,因此形成了较稳定的职业心理、职业习惯及职业行为规范,与其相适应的职业道德也就有较强的稳定性。

3. 连续性 任何职业道德都是在世代延续的基础上形成和发展的,不仅是技术的延续,其管理方法、与服务对象沟通的方法等,也都有一定历史继承性,因此职业道德在内容上又具有连续性。

4. 多样性 职业道德的形式因行业而异。一般来讲,有多少种行业,就有多少种职业道德。每个行业都有其具体的职业道德。同时,为便于从业人员实践,从本行业实际出发,用制度、条例、守则、公约、保证等形式表达。因此，职业道德从形式上具有多样性的特点。

5. 纪律性　纪律也是一种行为规范，但它是介于法律和道德之间的一种特殊的规范。它既要求人们能自觉遵守，又带有一定的强制性。就前者而言，它具有道德色彩；就后者而言，又带有一定的法律色彩。就是说，一方面遵守纪律是一种美德，另一方面遵守纪律又带有强制性，具有法令的要求。

（三）职业道德基本内容

职业道德基本内容包括职业理想、职业责任、职业态度、职业纪律、职业良心、职业情感、职业作风等。

1. 职业理想（professional ideals）　是指从业人员职业上依据社会要求和个人条件，通过想象而确立的奋斗目标，即个人渴望达到的职业境界，是人们对职业活动和成就的超前性反映，是人们实现个人生活理想、道德理想和社会理想的重要手段。职业理想与人的世界观、价值观、人生观、职业期待、职业目标密切相关，同时也受社会理想的制约。

2. 职业责任（professional responsibility）　是指人们在一定职业活动中承担的特定职责，它包括人们应做的工作和应承担的义务。职业责任是职业活动的中心，由社会分工决定，也是构成特定职业的基础，常常通过行政、法律方式加以确定和维护。职业责任包括从业人员个人职业责任和组织职业责任两方面。个人职业责任强调个人对其所在的组织、工作对象和社会的责任，组织责任强调组织对工作对象的社会责任。

3. 职业态度（professional attitude）　是指个人职业选择的观念和态度，是职业道德的本质性内容。个人职业选择的态度，包括选择方法、工作取向、独立决策能力与选择过程的观念。职业态度受个人（兴趣、能力、抱负、价值观、自我期望等）、家庭（家庭成员的期望、家庭背景等）、职业（市场需求、薪水待遇、工作环境、发展机会等）以及社会（社会地位、社会期望）等诸多因素的影响。

4. 职业纪律（professional discipline）　是一种特殊的行为规范，是从业者在从业过程中必须遵守的从业规则和程序，是从业者执行职务、履行职责、完成自己承担的工作任务的行为保证。职业纪律体现了法律性规定与道德性要求的统一，具有安全性、职业性、自律性和制约性的特征。职业纪律的调整范围是整个劳动过程以及与之有关的各个方面，包括工作时间、劳动态度、生产和安全规程、服从管理等内容。

5. 职业良心（professional conscience）　是指从业者对于职业责任的自觉认识。在职业活动中具有三方面的作用，即职业活动之前的动机定向作用、职业活动之中的行为监督作用和职业活动之后的反思评价作用。职业良心对从业人员的职业活动有着重大的影响，往往左右着从业人员职业道德生活的各个方面，贯穿于职业活动的全过程，成为从业人员的重要精神支柱。因此，必须重视培养从业人员的职业良心。

6. 职业情感（professional emotion）　是指从业者对所从事职业的主观体验，是人们对职业内省化的心境和外在化的情绪表现。有强烈职业情感的人能够从内心产生一种对自己所从事职业的需求意识和深刻理解，因而无限热爱自己的职业和岗位。用马斯洛的“需要层次论”作为工具，把职业情感分为三种层次，从低到高依次为：职业认同感、职业荣誉感和职业敬业感。

7. 职业作风（professional style）　是指从业者在其职业实践过程中的惯性行为表现。职业作风是敬业精神的外在表现，敬业精神的好坏决定着职业作风的优劣，而职业作风的优劣又直接影响着个人及职业的信誉、形象和效益。一个组织有了优良的职业作风，员工就可以

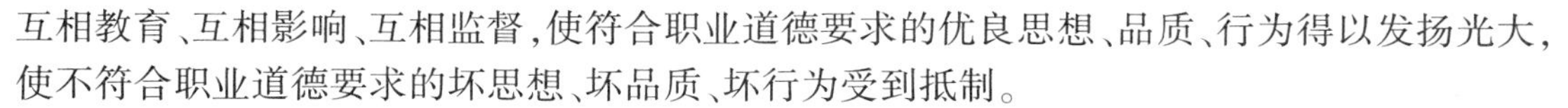

互相教育、互相影响、互相监督，使符合职业道德要求的优良思想、品质、行为得以发扬光大，使不符合职业道德要求的坏思想、坏品质、坏行为受到抵制。

（四）护理职业道德

护理职业道德，简称护理道德或护理伦理，是在护理实践中形成的，护士在工作中应遵循的，用以调节护士与病人之间、护士与其他医务人员之间以及与社会关系的行为准则和道德规范的总和。护理职业道德是社会一般道德在护理实践领域中的特殊体现，历经多年的发展，已经形成了较完善的体系和内容，包括救死扶伤、敬畏生命、尊重人权、忠于职守、平等公正等内容，具有人类性与人道性、继承性与时代性、规范性与可控性等特点。

三、伦理学

（一）含义

伦理学（ethics）是哲学的一个分支学科，是研究道德的起源、本质及其发展规律的一门科学。它以道德作为研究对象，是对道德现象的哲学思考，因此伦理学又称道德学、道德哲学。伦理学研究的道德现象不仅包括道德意识现象（如个人的道德情感等），而且包括道德活动现象（如道德行为等）以及道德规范现象等。

伦理学的基本问题是道德与利益的关系问题，而个人利益和社会利益的关系问题是道德和利益关系的重要内容，道德如何调节利益关系，即个人利益服从于社会整体利益，还是社会整体利益服从个人利益的问题。对这一问题进行不同回答，就形成了不同的道德体系及相应的原则和规范，决定着不同道德活动的标准、方法和方向。总之，伦理与道德在本质上是相通的，道德是伦理的基础，伦理是对道德的抽象。

（二）伦理学的分类

随着社会的进步和人们对伦理思想研究的逐步深入，现代伦理学形成了很多分支学科，主要包括理论伦理学、描述伦理学、规范伦理学、比较伦理学、实践伦理学、应用伦理学等。其中规范伦理学是伦理学体系中的主体与核心，研究人的行为准则，探求道德原则以及规范的本质、内容和评价标准，目的是教导人们在现实生活中如何运用恰当的理论、原则和规范，以何种标准来判断是非、善恶，规定人们应该如何行动的理论。

第二节　护理伦理

一、概念

护理伦理（nursing ethics）指护士在护理服务过程中应该遵循的特殊道德，是社会道德在护理职业中的具体表现，简称护理道德。

二、研究对象

护理伦理以护理职业道德现象、护理职业道德关系及发展规律作为研究对象。

（一）护理职业道德现象

护理职业道德现象是指人们在护理实践活动中特殊道德关系的具体体现，主要由护理职业道德的意识现象、规范现象和活动现象三个部分构成。护理职业道德意识现象是指护士在处理护理职业道德关系实践中形成的心理及护理职业道德思想、观念和理论的总和；护理职业道德规范现象是评价护士行为的道德标准，是判断护理职业道德活动善恶、荣辱、正义与非正义的行为准则；护理职业道德活动现象是指在护理领域中，人们按照一定伦理理论和善恶观念而采取的伦理行为、开展伦理活动的总和。

（二）护理职业道德关系

护理职业道德关系是指在医学领域和护理实践活动中所形成的特殊人际关系。主要包括护士与服务对象、护士与其他医务人员、护士与社会、护士与医学科研之间的关系。

1. 护士与服务对象的关系　在护理领域的所有关系中，护士与服务对象的关系是首要的、最基本的关系，也是护理伦理研究的核心。从总体上说，这种关系是服务与被服务的关系，只要存在护理活动，就必然产生护患关系。这种关系的和谐、协调与否，直接关系到病人健康和护理质量的高低，影响护理秩序、医疗质量和社会的精神文明建设。

2. 护士与其他医务人员的关系　在护理工作中，护士与护士、医生、医技人员、行政管理人员以及后勤人员等之间有着广泛和密切的联系与合作，构成了一个有机整体，是护理伦理研究的重要内容。他们之间相互尊重、相互信任、相互支持、良好协作将直接影响到护理工作正常开展及医院诊疗护理整体质量。在护理职业道德基本原则指导下，处理好护士与其他医护人员之间的关系尤其是医护关系是至关重要的，它直接影响医生、护士、病人三者之间正常关系的建立。

3. 护士与社会的关系　护士属于医务人员，也是社会的一员，而护理工作本身就是一种社会活动，一切医疗护理活动都是在一定社会关系中进行的。因此，护士在恢复健康、社会保健服务的过程中，不仅需要照顾病人的局部利益，更要照顾到整个社会的公共利益。当病人的局部利益与社会的公共利益发生矛盾时，如环境污染、卫生资源的分配等，要从国家、民族及社会利益着想，在护理实践活动中，护士不仅要履行对服务对象的健康责任，而且还要承担起对其他人、社会的健康责任。

4. 护士与医学科研的关系　在临床护理中，作为一名护士既有担负整体护理的任务，又有参与医学科研的权利，护理科学与医学科学的迅猛发展以及医学高新技术在临床上的应用，势必带来许多道德难题，如人类辅助生殖技术、生与死的控制、生命质量与人的潜力控制、人类的行为与生态平衡等，都涉及护理行为与道德问题。因此，严谨的治学态度、实事求是的工作作风、对人民健康高度负责的精神，是护士在医学科研中应遵循的基本道德准则。

（三）护理职业道德发展规律

护理职业道德规律是指隐藏在护理职业道德现象背后的、内在的、本质的必然联系。有什么样的护理道德思想，就有什么样的护理道德行为标准，进而就会产生相应的护理行为，会影响到各种护理关系和护理实践活动。护理伦理的任务之一就是发现、认识护理职业道德的发展规律，以便人们更好地尊重规律、利用规律，在护理实践和护理研究中少走或不走弯路。

三、研究内容

护理伦理的研究内容十分丰富，概括起来主要包括护理伦理的基本理论，护理伦理的原则、规范和范畴，护理伦理的修养、教育与评价。这三部分内容存在着逻辑的一贯性，也构成了护理伦理的主要内容。

（一）护理伦理的基本理论

护理伦理的基本理论包括人道论、生命论、义务论、功利论与公益论等内容。

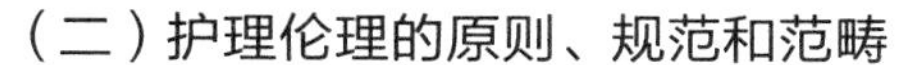

（二）护理伦理的原则、规范和范畴

护理伦理的具体原则主要包括：自主原则、不伤害原则、有利原则与公正原则。护理伦理的规范包括：爱岗敬业、恪尽职守、尊重病人、一视同仁，举止端庄、文明礼貌，刻苦钻研、精益求精，互尊互学、团结协作，廉洁自律、遵纪守法等。护理伦理的范畴主要包括：权利与义务、情感与良心、审慎与保密、荣誉与幸福等。

（三）护理伦理的修养、教育与评价

护理伦理的修养、教育与评价包括：提升护理伦理修养的途径和方法，护理伦理教育的过程、原则和方法，护理伦理评价的标准、依据、方式和方法。

第三节 发展历程

护理伦理虽然是一门新兴的学科，但护理道德现象与道德活动却与人类社会历史一样悠久，护理道德与人类文明的发展及护理学的发展息息相关。不同的国家、不同的历史时期，护理技术发展水平不同，护理伦理的内容也不相同。通过学习护理伦理的起源、发展历程，比较中西方护理伦理思想的异同点，有助于我们借鉴和吸收古今中外优秀的护理伦理思想，展望我国护理伦理新篇章。

一、形成与发展

护理伦理与医学伦理一样，随着时代的变迁，逐渐形成和发展，大体经历了古代护理伦理、近代护理伦理以及现代护理伦理三个历史阶段。

（一）我国护理伦理的形成与发展

我国是一个有着五千年历史的文明古国，有着丰富的文化遗产，祖国医学亦有着数千年的历史，在防病治病方面积累了丰富的经验，对世界医药事业的发展作出了巨大的贡献。我国传统医学中，医、护、药不分家，护理附属于医学之中，伴随着医学的发展而发展，护理伦理也与医学伦理融合在一起，共同发展。

1. 我国古代护理伦理的形成

（1）萌芽时期：早在原始社会，由于生产力水平极其低下，生活条件极为艰苦，人类时常受到野兽、寒暑、饥饿、风雪等威胁，受伤成为死亡和疾病的常见原因。人类在同死亡和疾病斗争的漫长岁月里，发现和掌握了治疗伤痛的方法，如烤火可抗风湿，按压可治疼痛，草药可医内疾等。人们在长期的医疗护理实践活动中，产生了热爱生命、关注生命的朴素情感。中国传统医德思想出现了萌芽，并产生了丰富的生命伦理文化，体现出生命伦理的文化内涵。例如《淮南子·修务训》中记载："神农尝百草之滋味，水泉之甘苦，令民知所避就。当次之时，一日而遇七十毒。"《帝王世纪》记载："伏羲画八卦……所以六气、六腑、五脏、五行、阴阳、四时、水火、升降，得以有象，百病之理，得以类推，乃尝味百药而制九针，以拯夭亡。"如"神农氏"这样开创医药的人物，他们尝百草水土甘苦，曾"一日而遇七十毒"，被塑造成牺牲自己、造福天下的道德榜样，被历代医家视为医德典范，这就是萌芽状态的医护伦理道德。进入奴隶社会，医学水平有了进一步的提高，也初步形成了对传统医德的评价，已经成为自觉、有目的的行为，产生了传统道德观念，同时也提出了具体医德，如"礼""孝"等，这些德行对后来的医德思想均产生了深远的影响。

（2）形成时期：春秋战国时期的《黄帝内经》是我国最早的一部医学经典著作，明确提出

了医生应有的医德，其中《疏五过论》和《征四失论》就是对医生在行医过程中常见的五种过错和医生在诊疗过程中易犯的四种过失进行讨论，以警示后人行医。因此，《黄帝内经》被看成是第一部医德著作，书中关于医德的论述，标志着祖国传统护理伦理道德体系的初步形成。如战国时期杰出的民间医生扁鹊，作为那一时期医学代表人物，他提出“信巫不信医，六不治也”。同时他还指出“人之所病，疾病多；而医之所病，病道少”，扁鹊“随俗为变”的行医原则和“六不治”的医德观念都具有重要的医德价值，使他成为战国时期的医德代表人物。

东汉时期的张仲景，主张对病人要一视同仁，不分高低贵贱，“上医疗君臣之疾，下以救贫贱之厄，中可保身长全。”他以救人活命为已任，以仁爱救人为准则，指导自己的医疗实践活动。他的医德思想成为古代许多医学家医德修养的标准，中国传统医德思想从之前零星散乱的状态逐渐融汇，形成了具有自身特点的理论形态，并不断得到发展。

唐代名医孙思邈的《论大医习业》和《论大医精诚》，全面阐述了对医德的要求，把前人较为零散的医德思想系统化、理论化，写出自己行医的体会及对医德的独到见解，是研究古代医德的重要文献。在今天，“大医精诚”的观念也依然被视为医家之典范。孙思邈继承并发展了前人的朴素人道主义思想，指出“人命至重，有贵千金，一方济之，德逾于此”，把尊重人的生命作为医家的最高医德目标，提出以“仁爱救人”为核心的医德规范，强调医家对病人要有同情之心，无欲无求；明确指出学医的人首先要具有大慈之心、好生之德，强调对待病人要一视同仁、普同一等，对病人要勇担风险、一心赴救，强调医生要清廉正直、不谋私利，举止端庄，治学严谨，医术精湛；在处理同行关系上，他强调要尊重同行、谦虚谨慎，不得自吹自擂、诋毁他人等。除此之外，在医患关系方面，《外台秘要》中提出了在医疗过程中医患共同负责的观念，这是继“六不治”之后，再次对“病家之道”有所涉及，是十分有特点的医德理论。更值得一提的是，隋唐时期出现了人文生命观，注意生命的社会意义，《千金翼方》中出现了对老年人的身体、心理、性格等多方面的介绍，提倡老年人正确养老。《千金要方》中论说妇人生命时，尤其提到其生育的社会功能，体现了对生命更多方面、更深层次的理解，丰富和发展了医德思想的内容。

(3)完善时期：进入封建社会后期，在同疾病斗争的医药实践中既推动了医学科技水平的进步，也丰富了医学伦理思想。

宋代医儒合一的局面一直延续和发展至元代，儒家伦理开始通过实践主体的自觉，广泛地影响到医德思想的各个方面，在儒家理学的影响下，伴随着医学的大兴，医德体系得到了丰富和完善。

到了明清时期，医德思想向更加成熟、深刻的方向发展，并产生了独树一帜的新医德观念。这段历史时期，在我国医德思想史上具有转折性的意义。明清医德状况，可以概括为以下几个方面：在明代，医乃仁术的说法正式出现并逐渐成为医学界的共识，结合众多医德言论分析，从“心”的层面理解“仁”，已成为这一时期医德思想的共同特点。明清时期，在社会发展过程中医德方面出现了不少问题，尤其是在商品经济影响下，在医事活动中贪利忘义的现象增多，义利关系问题得到广泛关注，几乎任何医德言论都要涉及，由此倡导重义轻利成为这一时期人们阐述医德思想的焦点问题之一，得到广泛关注。这一时期的医家对如何解决在医德方面出现的问题展开了激烈讨论，他们扬善抑恶，为纠正不良医风起到了积极的作用。关于医德与医术的关系出现了较全面的论说，对于医患关系作出了比较深刻的认识和分析，提出了医患合作的观点。清代医德名著《医门法律》将医德要求和临床诊治相结合，丰富和完善了传统医德评价理论。值得一提的是，明代著名医学家徐春甫创建了我国医学史上最早的民间医学学术团体“一体堂仁医会”，提出了包括诚意、明理、格致、存心、体仁、忘利、自重、戒鄙、恤贫等规范，这是中国医德思想史上最早以团体的形式出现的医德规范，具有重要的意义。从总体上看，明清时期可以看作是中国医德思想的深化与总结时期。

2. 我国古代护理伦理优良传统　在历朝历代医疗实践中形成的优良医德传统，内涵十分丰富，我们应辩证地、历史地总结这些珍贵的文化遗产，对于继承和发扬祖国医护道德的优良传统，具有十分重要的意义。

第一，仁爱救人、赤诚济世。古代称医术为“仁术”，意思是一门“救人生命”的技术。因此，医家必须对人、对生命具有高度的仁爱精神，中国传统文化中，对人生命的尊重历来被置于极其重要的地位。仁爱救人、赤诚济世，是传统医德的核心，古代许多医者和护理者都强调医家要具有“仁爱”的崇高思想境界。

第二，淡泊名利、清廉正直。历代医家都反对借医技贪图名利。医务工作者在行医中必须具有清廉的道德、正直的品格，廉洁奉公，尊重同道，一视同仁，杜绝名利。我国历史上的清廉名医数不胜数，如唐代孙思邈名扬天下，多次拒绝朝廷封官授爵，提出医生要“无欲无求”，“不得恃己之长，专心经略财物，但做救苦之心”的克己名言。清代医生费伯雄强调“欲救人而学医则可，欲谋利而学医则不可”。

第三，精勤不倦、博及众长。医学是一门不断向前发展的科学，医者的医术是否高明，知识是否广博，直接关系到病人的生命。因此，为医者必须学而不倦、认真刻苦、勤学苦练、博学多问、坚持不懈，这也是医德的重要内容，更是我国医德传统的突出体现。徐春甫《古今医统》说“医本活人，学之不精，反为夭折”。《医学集成》要求“医之为道，非精不能明其理，非博不能至其约”。作为医生，没有真才实学和高超的医术，就不能为病人解除疾苦，因此医术精湛是医生必备的首要条件。《素问》《灵枢》《神农本草经》等都强调医者要涉猎群书，汲取各家之长。

第四，一心赴救、不分贵贱。一视同仁是慈爱救人的基本医德规范在实践中的具体体现。许多医训都要求医家在为病人服务时，要具有谨慎小心、认真负责的工作作风，具有不畏艰苦的服务精神。强调治病要联系自然环境、社会因素，做到因时、因地、因人而异，这作为人道主义的主要内容，此美德已超越了时代，弘扬至今，成为一种永恒的旋律。

第五，行为端庄、温雅宽和。医者的言行举止，直接影响到病人的健康，关乎是否能赢得病人的信任。清代张石顽说“学术固思精进，言行亦当注重，才能得病人之信仰”，要求“凡为医之道，必先正己，然后正物”，医生应“性存温雅，志必谦恭，动须礼节，举乃和柔”。孙思邈指出“夫大医之体，欲得澄神内视，望之俨然”，“夫为医之法，不得多语调笑，谈嘘喧哗，道说是非”。这些规范和要求体现了传统医德内在美与外在美的统一。

3. 我国古代护理伦理的局限性

(1)受到封建思想的影响：封建思想渗透到社会的各个领域，医学也不例外，如“三从四德”“男尊女卑”的思想，对我国医学的发展起到了阻碍作用。“君有疾饮药，臣先尝之；亲有疾饮药，子先尝之”，体现了封建等级森严的观念。

(2)受到因果报应思想的影响：由于古代生产力落后，科学技术不发达，因此人们的观念中带有一定的封建迷信思想，如孙思邈在《千金要方》中指出，“人行阳德，人自报之；人行阴德，鬼神报之”。把行医救人看成是行善积德的手段。

(3)缺乏理论性，过于理想化：古代医护不分家，没有专门从事护理技术的人员，护理伦理还没有形成一种独立的理论，只不过依附于医学伦理思想中。我国医德注重以个人内在的德行自觉作为道德基础，而欠缺外在制度的保障，长远来看，势必影响道德作用的客观化与普遍化。我国医德中有关医家取酬的问题仅以“听其所酬”“任其所酬”的态度处理，不免有些理想化，不适合作为长期的指导原则。

4. 我国近现代护理伦理的发展

(1)我国近代护理伦理发展：鸦片战争以后，西方医学进入中国，近代护理事业随之兴起。19 世纪后半叶，护理伦理逐渐成为一门独立的学科。随着西医与中国传统医学的融合和不断发展，使我国的护理事业和护理职业道德也得以发展。1888 年，美国约翰逊女士在福州的一所医院创办了我国第一所护士学校。1918 年，第四届护理大会将《护理伦理》列为护士的必修课。1932 年 6 月，由我国近代医护伦理学的先驱、知名医学教育家宋国斌主编的《医业伦理学》出版，表明中国已由传统医德学进入近代医护伦理学阶段。

在新民主主义革命时期，解放区非常重视护理工作。1928 年，第一所红军医院在江西井冈山成立，医院配备了大量的护士。1941 年 5 月 12 日，中华护士会延安分会成立，毛泽东同志为大会题词：“护士工作有很大的政治重要性”，肯定了护理工作的重要性和重要地位。1941 年 7 月 15 日，毛泽东同志为中国医科大学第十四期学员题词：“救死扶伤，实行革命的人道主义。”1942 年 5 月，毛泽东同志专门为护士题词：“尊重护士，爱护护士。”这些题词反映了医务人员的优良医德，确立了医务人员应遵循的行为准则。在医疗和护理条件十分简陋和艰苦的情况下，医务人员完成了大量救治伤员和保护人民健康的艰巨任务，广大护士表现出的高尚职业道德成为今后我国护理职业道德的重要内容。

(2)我国现代护理伦理的发展：新中国成立后，我国护理事业得以迅速发展，护理工作也进入了一个崭新的时期。党和政府十分重视护理工作，我国护士队伍日益壮大，护理教育和护理管理不断规范，护理伦理也得到了前所未有的发展和完善，形成了全心全意为人民服务的高尚道德风尚。1993 年 3 月发布《中华人民共和国护士管理办法》，2008 年 5 月，国务院颁布了《护士条例》，都对护士道德做出了明确要求，极大地促进了护理伦理的建设与发展。2008 年 5 月，中华护理学会编制的《护士守则》出版。2009 年 2 月，中华医学会医学伦理学分会护理伦理专业委员会成立，标志着护理伦理的学科地位已被认可，学科研究步入专业化和规范化，护士的伦理素质得到普遍提升，现代护理伦理的高度发展造就了大批无私奉献、爱岗敬业、全心全意为人民健康服务的护理人才。在数次大型自然灾害救护、抗击传染病，特别是在 2003 年抗击“非典”和 2008 年“汶川地震”中所表现出的无私利他的美德，为全国人民所赞颂，护士用实际行动诠释了“白衣天使”的神圣内涵，展现了崇高的护理职业道德风范。

(二)国外护理伦理的形成与发展

1. 国外古代护理伦理

(1)古希腊的护理伦理：古希腊是西方医学的发源地，代表古希腊医学最高成就的人物是希波克拉底，他也是西方医学的奠基人，被后人尊称为“医学之父”。他不仅创立了古代医学体系，而且创立了医学道德规范体系。《希波克拉底誓言》是《希波克拉底文集》的精华所在，是希波克拉底医学道德思想的突出表现。他认为，医术是一切技术中最美和最高尚的，因此医生不仅要有良好的仪表和内涵，诚实守信，而且医生的行为不可轻率和冲动，应依据行医准则做事，纠正不当行为，以维护医学职业的荣誉和地位。

(2)古罗马的护理伦理：古罗马对医学道德很早就提出了要求，如“十二铜表法”中记载：“禁止将死者埋葬于市外壁以内”“孕妇死亡时应去除腹中之活婴”等。公元 2 世纪，古罗马人占领了古希腊,因此继承和发展了古希腊的医德思想。古罗马时代医学主要代表人物盖伦,他不仅是一位医学家,而且还是一位自然科学家和哲学家。在医德方面,盖伦认为“作为医生,不可能一方面赚钱,一方面从事伟大的艺术——医学”,从而提出了轻利的伦理思想,对西方护理道德的发展起到了一定的作用。

(3)古印度的护理伦理:印度是人类文明的发祥地之一,医学发展有着悠久的历史,其医护道德思想也很丰富。据记载,公元前5世纪左右,就有了护理的工作和职业,当时的名医、印度外科鼻祖妙闻在其著作《妙闻集》中要求护士应具有良好的行为和清洁习惯,忠于自己的职务,乐于助人,和蔼忍让,对病人要有深厚的感情,满足病人的需求,遵从医生的指导等。他还提出“正确的知识、广博的经验、聪明的知觉和对病人的同情,是为医者四德”。阇罗迦在其医学著作《阇罗迦集》中提出作为医者“行为和言语应全部为了病人的利益”,古印度的伦理思想,对后来印度及阿拉伯地区的护理伦理发展产生了很大的影响。

(4)古阿拉伯的护理伦理:古阿拉伯的医护道德继承和发扬了古希腊的医护道德思想。此期间的代表人物是迈蒙尼提斯,他的代表作《迈蒙尼提斯祷文》,其中心思想“启我爱医术,复爱世间人;无分爱与憎,不问富与贫;凡诸疾病者,一视如同仁”,充分体现了医务人员不为名利,一切为病人着想的道德思想。

2. 国外近现代护理伦理　欧洲文艺复兴以后,人们对医护伦理的研究逐渐转向以人为核心,随着时间的推移和时代的进步,人类护理伦理思想也在不断发展和进步。现代护理的创始人佛罗伦斯·南丁格尔,于1860年在英国的圣托马斯医院创办了世界上第一所护士学校——南丁格尔护士训练学校,标志着护理作为一门学科被确定,近现代护理伦理思想也随之形成。她的代表作《护理札记》是护理伦理的奠基之作,书中内容丰富,处处蕴含着护士对病人的关心和爱护,尤其是关于病房通风、温度、环境,对病人的尊重、隐私保护、多样化服务,以及护士个人卫生和同事合作等内容都是护理伦理思想的体现,她从护理的对象、护士的地位和作用方面阐述了护理道德的重要性。1893年,美国护士格瑞特编写了南丁格尔誓言,在护理界,南丁格尔誓言与希波克拉底誓词有着相同的地位,是护士遵守的职业道德准则。1953年,国际护士协会(ICN)首次通过了《护士伦理学国际法》,经过多次修订,2000年修订为最新版本的《国际护士协会护士职业道德准则(2000年)》。

二、展望

随着科学技术的进步、现代医学和护理科学的发展及医学和护理模式的转变,社会对护理伦理提出了更高的要求。

(一)护理伦理要求更加规范化

我国现阶段已形成了一系列护理伦理规范,如《医务人员道德规范及实施办法》《中华人民共和国护士管理办法》《护士条例》等法规的颁布与实施,说明我国护理伦理的要求和规范已提升到了法律的高度。但在经济日益发展、人民生活水平不断提高的条件下,人们对护理服务需求日益增加,社会对护理伦理提出了新的要求。首先,护理伦理的研究领域随着护理实践领域的拓宽,从临床护理扩展到社区护理、护理研究、护理教育、护理管理等诸多领域。其次,护理模式的转变,护理的对象从单纯的疾病转化为一个整体的人,以病人为中心的整体护理要求护士必须充分考虑到病人的需要、权利,尊重病人,为病人提供高质量的护理服务,这些都从护理伦理方面对护士提出了更高的要求。因此,规范化、系统化、科学化的护理伦理能够更好地规范护理专业实践行为、满足人民健康的需要;同时提高护理服务质量、促进护理学科发展的需要。

（二）护理伦理教育的发展

恢复高等教育之后，我国的护理教育发展突飞猛进，为护理岗位培养了大批人才。教育层次的提高和规模的扩大，对护理伦理教育提出了更新更高的要求。因此，将护理伦理教育纳入护理教育教学课程体系，深入开展护理伦理教育，不断提高护理伦理教育教学水平，是更新护士观念、加强道德修养和提升道德水准的重要途径，是提升护理质量的前提，也是护理事业全面发展的重要保证。

（三）提升护理伦理的实践能力

医学科技的迅速发展和广泛应用给人类带来了福音，与此同时，也带来了一系列的护理伦理难题，甚至导致了护理道德危机。如人工授精、试管婴儿、胚胎移植术、无性生殖术等新的医学生殖手段，打破了传统的婚姻、血缘和家庭观，出现了家庭、社会纷争等伦理冲突。除此之外，还有安乐死、器官移植、基因治疗技术等，都是对传统伦理观念新的挑战，而护士作为新技术的应用者和执行者，必然处在这些伦理冲突中，如何解决这一系列伦理冲突和问题将是新时期医学伦理和护理伦理需要研究的新课题。因此，护士应不断学习，研究护理伦理的新理论、新知识，全面提升自身素质。在运用高新医学技术手段时，应明确相应的伦理原则和伦理规范，坚持医学人道主义精神，一切从病人利益出发，恪守护理职业道德，提高伦理判断和决策能力，更好地为人类健康服务。

第四节　学习护理伦理的意义和方法

一、意义

（一）有利于提高护士的道德素质

社会主义新型护理人才，不仅要掌握科学的现代护理理论知识和娴熟的护理技能，拥有良好的心理素质，而且要具有崇高的护理职业道德品质。培养德才兼备的护理人才，必须加强对护理伦理的学习和研究，学习护理伦理，能全面系统地了解护理职业道德基本理论，掌握护理职业道德原则和规范体系，从而自觉地在护理实践活动中提高护理职业道德品质，更好地投身于护理事业，为人类的健康服务。

（二）有利于提高护理质量和护理管理水平

学习护理伦理，是提高护士道德水准最有效和最直接的途径，高尚的护理职业道德，能提高护士的责任感和服务精神，能推动护士精益求精的态度，能促使护士正确处理好护理领域的人际关系并协调好各部门、各科室的关系，全心全意地为护理对象服务，所有这些都必将促进护理质量和护理水平的提高，推动护理事业和护理科学的发展。

（三）有利于促进社会精神文明建设

护理职业道德是整个社会主义精神文明建设的一个重要组成部分，是整个社会道德体系的重要内容。因此，学习护理伦理，运用护理伦理理论对护士进行职业道德教育，不仅能提高护士的职业道德水平，而且还能树立护理行业的文明旗帜，对其道德风貌在精神文明建设方面有较强的辐射作用。护士高尚的职业道德直接或间接地影响着病人及其家属，产生深刻的影响，并传递到家庭、单位和社会，从而促进社会风尚的转变，推动社会主义精神文明建设。

二、方法

（一）唯物辩证的方法

护理职业道德具有较强的时代性，作为上层建筑，受一定经济关系、政治制度和医学学科的制约，我们必须从当时的社会历史条件出发，进行客观、历史的分析，并批判地继承和发扬古今中外丰富的道德观点，既不否定一切，也不肯定一切，应采取"扬弃"的态度。

（二）理论联系实际的方法

理论联系实际是学习和研究护理伦理的根本原则和方法，既要认真学习伦理的基本理论及相关的学科知识，又要把所学的道德和伦理知识运用到社会实践和护理实践中去，以指导自己的行为。只有坚持理论联系实际，知行相统一，用理论指导实践，才能更好地理解护理伦理。

（三）系统研究的方法

系统是由若干要素以一定结构形成的具有某种功能的有机整体。护理职业道德系统是一个整体，是由道德意识、道德关系、道德活动三个要素构成，三者之间相互关联、相互制约，构成有机整体。同时，护理伦理还是一个开放的系统，与外界环境和其他学科之间不断进行着信息的交换。因此，学习护理伦理既要坚持整体性原则，把护理职业道德的各个要素联系起来考虑，又要坚持动态性原则，研究护理职业道德的变化发展和历史联系。

（康玉萍）

自测题

1. 下列**不属于**职业道德基本内容的是
   A. 职业理想　　B. 职业责任　　C. 职业良心
   D. 职业作风　　E. 职业性质
2. 下列**不属于**护理伦理研究对象的是
   A. 护士与护士的关系　　B. 护士与病人的关系
   C. 护士与单位领导的关系　　D. 病人与病人的关系
   E. 护士与病人家属的关系
3. 毛泽东为护士的题词："护士工作有很大的政治重要性"，肯定了护理工作的重要性和重要地位，题词的具体时间是
   A. 1941年5月12日　　B. 1942年5月12日　　C. 1943年5月12日
   D. 1945年5月12日　　E. 1949年5月12日
4. "道德"一词源于的著作是
   A.《荀子》　　B.《论语》　　C.《孟子》
   D.《灵枢》　　E.《素问》
5. 医者的"行为和言语应全部为了病人的利益"出自的著作是
   A.《妙闻集》　　B.《阇罗迦集》　　C.《希波克拉底誓词》
   D.《护理札记》　　E.《迈蒙尼提斯祷文》
6. 我国最早的医学著作是
   A.《帝王世纪》　　B.《淮南子·修务训》　　C.《黄帝内经》

D.《疏五过论》 E.《论大医精诚》

7.《论大医习业》的作者是

A. 张仲景 B. 孙思邈 C. 李时珍

D. 华佗 E. 钱乙

8.《护士条例》颁布于

A. 2002 年 B. 2004 年 C. 2006 年

D. 2008 年 E. 2010 年

9. 下列**不属于**道德功能的是

A. 教育功能 B. 调节功能 C. 认识功能

D. 激励功能 E. 辅助功能

10. 下列**不属于**职业道德特征的是

A. 有限性 B. 连续性 C. 调节性

D. 稳定性 E. 纪律性

第二章　护理伦理的基本理论

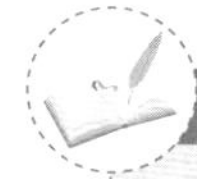

学习目标

1. 具有人道和生命意识。
2. 掌握医学人道论的含义。
3. 熟悉医学人道论核心内容及生命论、义务论、功利论、公益论的基本含义。
4. 了解护理伦理发展历史、主要观点及评价。
5. 能运用护理伦理基本理论分析护理过程中的道德现象,解决道德问题。

护理伦理基本理论是由护理和伦理理论相互结合而形成的,是在护理活动过程中逐渐产生和发展起来的,是每一位护士必须掌握和用来指导工作的理论。护理伦理基本理论包括人道论、生命论、义务论、功利论和公益论等。

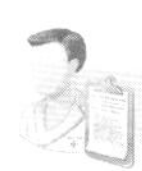

案例与思考

案例:

王奶奶,72 岁,在省城大医院确诊为癌症晚期。由于家庭经济条件有限,家属将其带回本地乡镇卫生院进行治疗,随后王奶奶陷入昏迷。护士告诉其家人继续治疗没有意义。正在家属犹豫时,护士拔掉输液针头,请家属带王奶奶回家。不久,王奶奶离开了人世。家属悲痛欲绝,以“护士自作主张,见死不救”为理由将医院和护士告上法庭,要求承担相关责任和费用。

思考:

请用护理伦理的基本理论思考作为护士应该怎么正确处理这件事?

第一节　人　道　论

人道论(the theory of humanity)是研究人道主义的一种理论。该理论认为人的生命是无价的和至高无上的,人的权利、尊严、价值和自由必须得到尊重,这是一般的人道思想。人道论告诉我们,一个人来到了世界上,就应该享有相应的权利和尊严,并得到充分自由的发展。

一、含义

医学人道论(the theory of medical-humanity)是指在医疗过程中,特别是在医患和护患关系中表现出来的同情和关心病人、尊重病人的人格和权利、维护病人利益、珍视病人生命价值和质量,以人为本的人文伦理思想和权利观念。它是人道论在医学领域的特殊应用。从古至今,多数医学家都是用仁爱之心对待病人,将济世救人作为自己医学行为的准则。

二、历史发展

医学是一种人道事业,其人道思想起源于长期的医护实践活动。国内外不同时期的医学理论都含有与之相适应的医学道德,都体现出一种人道主义的精神和要求。在医学发展过程中,不同的历史条件和不同的医学科学发展水平,就会产生具有不同特点和表现形式的医学道德。古今中外的医学道德,无不渗透着人道主义的意识和精神。医学人道主义的发展大体经历了古代朴素的医学人道思想、近代医学人道思想和现代医学人道思想等几个发展阶段。

(一)古代朴素的医学人道思想

古代朴素的医学人道思想具有朴素的道德感情,具有明显的反抗等级制度的历史意义。主要表现为对病人的关爱和对生命的珍重,医者对病人痛苦的怜悯和同情发自于自身的恻隐之心。这一阶段,因为医学水平低下,常会出现医者的人道主义愿望与非人道的医疗手段不协调的现象。古代朴素的医学人道思想的理论基础是医者对个体病人的义务论和宗教的因果报应学说。这一时期的医学人道思想具有朴素的直观性和宗教迷信色彩。

(二)近代医学人道思想

近代医学人道思想是在反对封建专制和医疗等级制度的斗争中形成的,具有鲜明的反对封建等级制度和神学的科学精神,具有明显的进步意义。近代实验科学的产生和发展,为医学人道主义的实现提供了坚实的基础和条件。这一时期人道论的理论基础是生命神圣论、人性论和人权论。近代医学人道思想具有崇尚科学、摆脱神学束缚的特点。

(三)现代医学人道思想

现代医学人道思想是指19世纪末20世纪初至今的医学人道观和人权观,是医学人道思想发展的新阶段。现代医学论强调医学是全人类的事业,把人的生存权和健康权看作是基本人权的重要内容,坚决反对利用医学技术残害人类或作为政治斗争工具的行为。给予战俘、囚犯等医疗权利和医学人道待遇。特别是第二次世界大战以后,鉴于法西斯不人道的罪行,世界医学大会制定并通过了有关医学人道论的法规,如《东京宣言》,使医学人道论的社会价值有了新提高。这一时期人道论的理论基础是身心统一的病人义务论、生命神圣与生命质量论、价值论与公益论。

三、核心内容

(一)尊重病人的生命

这是医学人道论最基本的思想。要求医者应当珍爱生命,尊重病人的价值与权利,尽力救治病人。唐代名医孙思邈曾言"万物悉备,莫贵于人","人命至重,有贵千金",就集中体现了人在天地万物间最有价值。人的生命是最神圣、最宝贵的,故医护人员要珍爱生命,尊重病人的价值和权利,尽力救治病人。

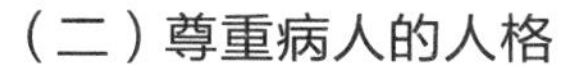

（二）尊重病人的人格

尊重病人的人格有两方面的依据：一是病人不仅具有正常人的权利，而且还有一些特殊的权利；二是尊重病人人格是提高医护质量和效果的必然要求。因此在医护过程中绝不能嘲讽、歧视和侮辱病人，特别是在对待精神病病人、传染病病人和残疾病人时更应如此。

（三）尊重病人平等的医疗权利

人人享有医疗保健权利，这是医学人道论基本主张和重要目标。医疗中要排除非医疗因素（如政治、经济、文化、宗教）的干扰，让每个病人都能得到人道的、平等的救治。《护士伦理学国际法》曾明确指出："职业性护理服务以人类的需要为基础，所以不应该受国籍、种族、信仰、皮肤、政治和社会状况的限制。"即使在战争年代，对战俘和囚犯也应给予必要的医疗措施，让每位病人都能得到人道的、平等的医护救治。因此，在护理过程中应当尽量排除非医疗因素，如政治、经济、文化和宗教等干扰，使每个病人都能得到人道的、平等的对待。

（四）尊重病人的生命价值

现代医学观认为，病人是具有"生物""心理""社会"三重属性的人，不是没有生命的"物体"。故医护人员在工作中，在尽力挽救病人生命的同时，也要重视病人的生命质量，更要重视病人的生命价值，对病人极端负责。不仅对病人及家庭承担责任，而且更要注重对人类群体和社会承担责任。在护理领域，人道论对护士提出了更高的要求，护士既要尊重病人的生命及生命价值，不能轻易地放弃病人的生命，又要尊重病人的权利和人格。

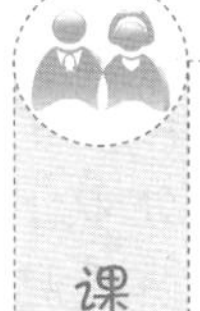

课堂讨论

李伯伯，因车祸脑死亡。主治医生向家属清楚地解释了李伯伯的身体状况和什么是脑死亡，并请家属决策是否继续救治。家属经过反复商量和思考，决定放弃治疗，撤除呼吸机，并签字确认了相关程序。随后，医护人员撤离了所有监护设备和治疗措施。随后，李伯伯呈抽气样呼吸，家属看到这种情况十分难过，要求医护人员采取措施让病人尽快结束生命。

请用人道论观点进行分析讨论，医护人员应怎样对待李伯伯家属的要求？

第二节 生 命 论

生命论（theory of life）是关于人的生命本质和意义的理论。人们对于生命本质和意义的认识程度，是随着社会的进步和医学的发展而不断发展变化的，在社会发展的历史进程中，人们逐步形成了生命神圣论、生命质量论和生命价值论三种伦理认识。

一、生命神圣论

（一）含义

生命神圣论（theory of life's sanctity）是强调人的生命至高无上，人的生命神圣不可侵犯的医学道德观。其基本内容是无论在任何条件下都应当无条件地保护生命，不惜任何代价维护和延续生命，认为一切终止生命的行为都是不道德的。

（二）形成与发展

1. 医护实践活动催生了生命神圣论　医业作为一种独立的社会职业，从其产生之日起就有了明确的社会目标。古人将其概括为“使人生”，也就是救人生命，活人性命。古人将医业的社会含义定义为“医者，生人之术也”。很明显，从古至今，医学都是以维护人的生命和健康、防病治病为己任的，而人的生命在天地万事万物中是最珍贵的。所以，在医护活动中，医学特殊的社会使命就向医者提出了必须热爱和尊重生命的基本要求，凡不具备这种素养者，不可以从事这种职业。此所谓：“医者，非仁爱之士，不可托也。”“医乃仁术”“医以德为本，无德不为医”的这种要求不仅受到古代医学的重视，成为共识，而且在当代医学道德法规中，生命神圣的观点也充分体现出来。生命神圣论是人类社会发展到一定阶段的产物，在人类社会发展的早期，生产力水平极其低下，人类的生存受到恶劣的自然条件和社会条件的限制，生命常常受到侵袭和伤害，即使身体强壮的人也难逃饥饿和大自然带来的厄运。即使是这样，人们仍然感受到了生命的脆弱易失，萌发了生命可贵的意识。随着医护实践活动的发展和进步，救死扶伤的行为才真正体现了人的生命至高无上，医护人员要具备珍爱生命、救助生命这样一种神圣观。我国古代有“人命至重，贵于千金”“身体发肤，受之父母，不敢伤也，孝之始也”之说。古希腊的毕达哥拉斯主张“生命是神圣的，我们不能结束自己和别人的生命”。《希波克拉底誓言》中这样描述医护人员的职业行为准则：“不管是病人求我，还是人家建议我，我都不给任何人以致人死地的药物，也不以类似的方式使妇女堕胎。”

2. 宗教神学在生命神圣论发展中的作用　宗教神学在生命神圣论的发展中既起到了发展推动作用，又起到了制约作用。生命神圣论体现在许多宗教教义中，在宗教思想的影响下，生命神圣论衍生出“敬畏生命伦理学”和“生命绝对神圣论”。德国医生阿尔贝特·施韦泽在长期的宗教活动中创立了敬畏生命伦理学。敬畏生命充分肯定一切生命都是神圣的，只允许在具体情况和必然性的强制之下做出区分，在不可避免的必然性条件下才能伤害和毁灭生命，坚决反对由于疏忽而伤害和毁灭生命。而生命绝对神圣论认为，无论生命处于什么样的阶段和状态，都是神圣不可侵犯的。罗马教皇一直反对进行人工流产，甚至不赞成避孕。历代基督教和天主教都主张“谁杀死自己就是对上帝的犯罪”。再如，古代中国不仅尊重活人生命，对死去的人也绝对不能侵犯，至今影响颇深，如在广大农村，家人离开人世后，要举行一定的哀悼仪式，整个过程体现了后人对逝者的无限尊重和哀思，生命绝对神圣论把生命神圣推向了极端。

从西方的“人是万物的尺度”，到中国的“人是万物之灵”，莫不强调生命之神圣，认为生命神圣不可侵犯，在任何情况下，保护生命都是善的，都是符合道德的。

3. 社会和科学的进步全面推动了生命神圣论的发展　欧洲文艺复兴时期反对封建主义、反对神学的斗争，使人们开始重视自身价值，树立了“自由、平等、尊重人权和人格”的观念，为生命神圣论提供了理论基础。近代实验医学的进步揭示了人类生命的奥秘，为生命神圣论奠定了科学基础。可见，生命神圣论进一步得到系统化、理论化的发展。

（三）意义

生命神圣论的产生和发展与医学自身的社会使命是分不开的，它是随着医学事业的发展产生的，并在医学和医学道德发展过程中起到推动作用，尤其在争取人类自由和平等，重视和珍爱生命方面起着积极作用。主要表现在：

1. 生命神圣论强调生命至高无上和珍爱生命的观点，有利于人类的生存和发展，对于重视和保护人的生命起到积极作用。特别是使医学的神圣使命及宗旨从道德角度得到进一步强化，强调促进患者的健康是每位医务工作者的重要责任，提醒人们医学是最神圣的事业。

2. 生命神圣论强调重视生命、珍惜生命，赋予了医护人员道德品质的培养，推进医学人

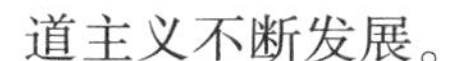

道主义不断发展。

3. 生命神圣的信念，激励着医护人员积极探索解除病人的痛苦、维护生命、挽救生命的科学有效的方式方法，不懈追求和探索人类生命的奥秘，从而推动医学科学技术的进步和发展。

4. 生命神圣论为医学人道论的形成和发展奠定了思想基础，对于实行一视同仁的医护道德规范具有积极意义。

（四）局限性

作为传统医学伦理思想，生命神圣论在医学伦理学发展历史上起到了积极的推动作用，特别是在医学社会化程度不高的情况下，医护人员关注的重点对象是患者个体的生命健康利益。但是生命神圣论含有一定的盲目因素，随着医学科学技术的发展，这种论点的局限性越来越明显，需要人们重新审视和反思。

1. 生命神圣论是建立在对个体的纯粹生物学意义基础之上的，它提出的尊重和珍视生命的要求是一种职业的直观认识，忽视了人的生命质量和社会学意义。在当前人口大爆炸时代，单纯地强调生命神圣，强调生命的数量和生物属性，把生命意义绝对化，毫无计划地增加人口，对人类和社会必将产生灾难性的影响。

2. 生命神圣论强调生命神圣，医护人员必须无条件地保护生命，强调仅仅重视个体生命，忽视了人类的整体利益。如一味地反对堕胎、避孕、绝育等行为，表面上看来是尊重人的生命，事实上在人口过剩的今天，这种行为反而侵害了人类的整体利益，与计划生育政策及避孕、流产、绝育等生育控制措施必将发生不可调和的矛盾。

3. 生命神圣论在现实中导致大量医学难题无法解决。随着医学科学技术的进步，医学科学研究的手段和成就越来越多，但越来越被这种论点所束缚。如能否认同脑死亡；能否停止对病人的抢救实施安乐死；能否进行器官移植等。

4. 基于生命神圣论，只要是人，医护人员要不惜一切代价维持无价值的生命，忽略了生命质量和价值，保护了无意义的生命，增加了社会和家庭的负担，也造成有限的卫生医疗资源的不合理分配和浪费。

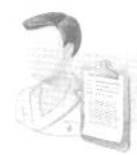

案例与思考

案例：

强强，5 岁，在家吃果冻时将果冻吸入气管，急送入院，面部发绀、呼吸极度困难，生命垂危。医生告诉家长要马上行气管切开术，但强强妈妈坚决不同意。虽经反复解释劝导，仍拒绝签字。

思考：

请用生命神圣论观点进行分析，在此种情况下护士应该怎么办？

二、生命质量论

（一）含义

生命质量论（theory of life's quality）是以人自然素质的高低、优劣为依据，衡量生命对自身、对他人和对社会存在价值的道德理论，是一种强调人的生命存在质量状态及其价值的观点与理论，也称生命价值观。它是现代医学（生命）伦理学的又一核心观点和主要理论。生命质量论认为，人的生命质量包括三个层面，即主要质量、根本质量和操作质量。

1. 主要质量 指个体生命的身体或智力状态。这种状态能够满足个体自身的生理及生存的最基本的需要，是区别正常人和不健全人的标准。按照这一标准，生命质量论认为，严重的先天畸形和无脑儿，主要质量已经非常低，对其生命不予承认，没有必要进行生命维持。

2. 根本质量 指生命的目的、意义，以及与他人在社会和道德上的相互作用。按照这一标准，生命质量论认为诸如极度痛苦的晚期肿瘤患者、不可逆转的昏迷病人已经失去了与他人在社会和道德上的关系，失去了生命的意义和目的，故没有必要进行生命维持。

3. 操作质量 指利用智商或诊断学的标准来测定智力和生理状况。按照这一标准，有的生命质量论者认为智商高于140的人是高生命质量的天才，智商在70以下的属于心理缺陷，智商在30以下的属于智力缺陷较为严重的人，智商在20以下的就不算是人。

生命质量论认为，护理工作的目的就是最大限度地减少病人的痛苦，提高病人的生命质量，给病人带来幸福。凡是有助于实现这一目标的行为都是道德的。对不符合生命质量标准的人给以救治，就无法增加其快乐和幸福，无助于减少病人的痛苦，故对其放弃治疗和护理也是道德允许的。

（二）形成与发展

人类关于生命质量的思想由来已久，生命质量论包括两个方面。

1. 医学科学技术发展的要求 医疗技术的发展可以维持低质量的生命，保证了生命的数量，但有限的社会资源无法维持时，生命质量问题就变得尤为突出。20世纪50年代，人类遗传学、分子生物学等新学科的兴起和对遗传基因的认识，如人工生殖技术、器官移植、基因治疗等医学技术逐渐走向成熟，使人们能够有效地、道德地干预人类生命过程，为人类保存生命、改善生命质量提供了技术保障，生命质量论也逐步走向成熟，也为人类改善生命状态及生存条件提供了技术保障和理论依据。

2. 现代社会发展的需要 社会发展到今天，多类因素已经成为人类发展的不利因素，突出的人口、资源和环境问题等已经成为制约社会发展的突出矛盾，而这些矛盾的焦点就是人口问题。社会越来越需要控制人口数量，提高人口质量，否则人类自身的生存和发展将受到威胁。由此可见，传统的生命神圣观已经不能适应当代社会的发展，生命神圣论向生命质量论转变已成必然。

（三）意义

1. 使生命观更加深刻和合理 从传统的生命神圣论向追求生命质量的生命质量论转变，对生命的存在提出优质的要求，标志着人类生命观发生了历史性转变，是人类追求自身完美在认识上的飞跃，使生命伦理学更加科学和完善，也表明人类追求自身完美的认识已经进入到自觉阶段。

2. 使医学伦理学研究方法和理论更加进步和科学 生命质量观的产生，促使医学伦理学研究方法和理论基础发生了重大变革。它将传统医学伦理学由单纯强调维护生命的伦理格局拓展到注重生命质量的新格局，把个体生命利益与群体及人类的生命利益联系在一起，将动机和后果联系在一起，把珍惜生命和尊重生命质量联系在一起，从而使医学伦理学和生命伦理学体系更加科学和完善。

3. 追求生命质量是人类的理性选择 生命质量论为社会人口政策、环境政策、生态政策等决策提供了理论依据，特别是对于控制人口数量增长，提高人口质量，落实计划生育政策,早日实现富民强国,改善人类生存环境具有重要意义。

4. 生命质量论为解决当代医学道德难题与困惑提供了伦理支持,为医护人员认识和处理生与死的问题提供了伦理依据。即为医护人员针对某些不同生命质量的病人,采取相对应的治疗原则、措施和方法提供了理论依据。

(四)局限性

生命质量论仅仅从人的自然素质状况讨论生命存在的价值,它面临着无法解决的矛盾。如有的人生命质量很高,但他存在的价值很小,甚至是负面价值,而有的人生命质量很低,但他却有存在的价值。对于如何处理上述问题,医护人员如何取舍,生命质量论是无法解决的。

三、生命价值论

每个生命都是有价值的。孔子说:"天地之性,人为贵。"宗教论者提出,人是上帝按照自己的形象创造的。马克思主义者认为,人生命的价值在于它本身能创造新的价值。

(一)含义

生命价值论(theory of life's value)是根据生命对自身、他人和社会的效用来决定医疗护理措施的伦理理论。生命价值论主张以个人对他人、对社会的作用及意义大小作为标准,确定其生命的意义。它认为生命的价值主要体现在两个方面:生命的内在价值和生命的外在价值。人们总是从这两个方面来判断生命价值的高低或大小。

1. 生命的内在价值　指生命的自我价值,即生命质量。是生命具有的潜在的创造能力或劳动能力,是判断生命价值的前提和基础。

2. 生命的外在价值　指把内在价值发挥出来,为社会创造物质和精神财富的社会价值,也就是指个体生命对他人、对社会产生的意义。

生命的内在价值是外在价值的基础,外在价值是内在价值的表现,二者不可分割。生命的内在价值不断转化为外在价值,外在价值不断丰富内在价值。判断一个人价值的大小,是应把生命的内在价值和外在价值结合起来进行的。如一个新生儿,尽管在婴儿期其生命还谈不上明显的外在价值,但不能因此而结束生命。生命价值论强调生命神圣和生命质量的统一,把生命的物质价值、精神价值和人性价值作为衡量生命个体效益和社会效益的尺度。

(二)意义

生命价值论是现代医学伦理学解决人的生与死问题的最基本的伦理依据之一,具有重要意义。

1. 为全面认识人的生命价值提供了科学新思路　为人们全面认识人的生命存在,重新审视生命、尊重生命、关爱生命、珍惜生命找到了科学依据。

2. 为医护人员在实践活动中行为选择和决策提供新的依据　例如为我国的人口政策提供了伦理依据,为人类的生育控制提供了伦理依据。在现实生活中,看病花钱,天经地义。然而,当一个急诊病人由于种种原因无法支付费用时,医疗机构是否应该义无反顾地进行抢救;当一个严重缺陷新生儿需要进行医学处置时,医护人员应当依据什么样的标准对待等。

3. 为公正分配稀有卫生资源提供依据　当今时代,医学越是发展,科技越是发达,医疗卫生资源越是供不应求,处于一种事实上的相对紧缺状态。当一种医疗资源不足时,医护人员如何来分配?采用什么样的标准来考量?伦理学能够为其提供什么样的伦理依据?这是当今社会卫生资源微观分配的难题之一。

4. 为医学发展提供判断依据　在医学新技术高速发展的今天,如器官移植技术、人类辅助生殖技术在临床上的成功应用,使人们不得不思考医学的目的在哪里?当医学科学技术的发展与人的发展发生矛盾时,医学必须坚持生命价值论,从而促使人的医学手段、目标和人的发展相一致。

生命价值论强调了生命神圣和生命质量的统一。人的价值取决于两个方面:一是生命本身的质量,决定了生命的内在价值;二是对他人、对社会的意义,决定了生命的外在价值。生的权利是人最基本的权利,我们必须尊重人的生命,维护人生的权利。但是,生命不是绝对神圣的,因为人的生命本身可以用价值来衡量。生命价值意味着对生命质量极低,为维护其生命要付出极高的代价,如严重缺陷新生儿等应该予以处置。生命价值论把生命神圣论、生命质量论有机结合,为人们认识生命、评价和控制生命提供了更加合理、科学和公正的理论依据。

第三节 义 务 论

义务论和功利论在道德评价方面是两个对立的流派。义务论强调以行为的动机作为评价人行为善恶的尺度。人的行为都是出于一定的动机而发生的,并且受动机支配,只要动机是善的,符合道德准则,那么该行为就是善的。否则,就是恶的。它的核心在于强调对义务的敬重和无条件服从。义务论历史悠久,源远流长,两千多年的儒家学者就提出了中国传统的基本道德义务和规范体系,影响至今。《希波克拉底誓言》、胡弗兰德的医德十二箴、孙思邈的《大医精诚论》等经典文献,都将义务论作为核心内容。

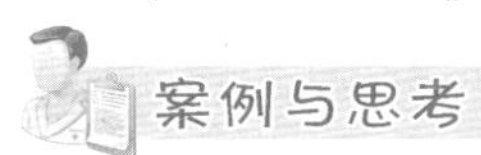

案例:

张医生和刘护士是某省疾病控制中心刚刚接收的大学毕业生,按照单位工作安排,二人被派往大别山山区进行基因和地方病关系调查。在调查过程中,二人发生了意见分歧。张医生认为,农民缺乏基因测试的相关知识,向他们说明情况是浪费时间,没有必要进行知情同意,告诉他们就是普查肝炎即可。这样做该调查会在很短的时间内完成,工作效率会大大提高。对于尽快完成项目研究,尽早解决山区疾病问题都是有好处的。刘护士则认为这样做不妥,知情同意是医学伦理学最基本的原则之一,这项调查即使进行得慢一点,也要向农民讲清楚,决不能马马虎虎,一带而过。

思考:

按照义务论要求,张医生和刘护士应该怎么做?

一、含义

义务论(theory of deontology)又称道义论,是关于义务、责任和应当的理论。本书中的义务论是指医护人员在医护过程中应该遵循的何种道德责任,具体指医护人员应该做什么,或者不应该做什么以及如何做才是符合道德的。

二、基本观点

无论从理论角度或者是从实践角度来看,“应当”问题都必然是护理伦理学自始至终关

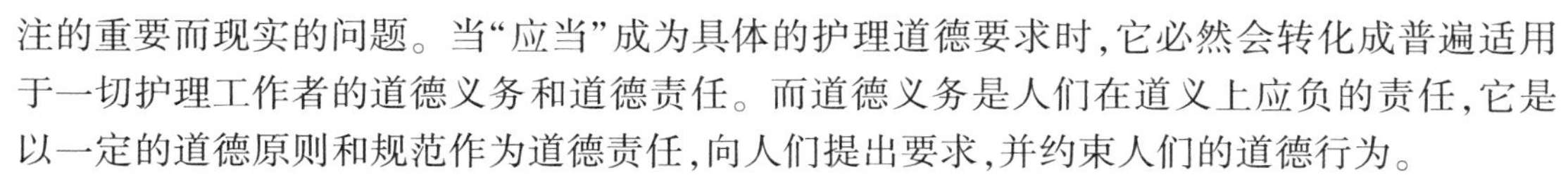

注的重要而现实的问题。当"应当"成为具体的护理道德要求时,它必然会转化成普遍适用于一切护理工作者的道德义务和道德责任。而道德义务是人们在道义上应负的责任,它是以一定的道德原则和规范作为道德责任,向人们提出要求,并约束人们的道德行为。

护士的义务是指护士在职业活动中必须履行的职责,它是从护士与病人及社会关系中产生的,既是护士对病人和社会应负的道德责任,又是医德原则和医德规范对护士的要求。护士应当遵守这些规则或规范,对病人生命和健康负责是护士的绝对义务和责任,护士必须具备道德责任感。护士承担的道德义务很多,如对病人的义务、对同事的义务、对护理科学的义务以及对社会的义务等。

三、历史意义与局限性

(一)历史意义

1. 义务论是护理伦理的基本理论,是护理伦理的核心内容。在护理道德中强调护士对病人个体的道德责任,促进了护理道德建设。

2. 义务论向护士提出了明确具体的护理道德任务,在指导护士的护理实践和护理道德品质培养中发挥了重大作用,培养了大批具有优良护理道德的护士。促进护士继承和发扬优良的护理道德传统,养成了良好的护理道德。

3. 长期以来,广大护士在护理道德责任感的驱使下,认真履行护理道德义务,无私奉献,刻苦钻研,不断进取,为维护和促进人类健康和护理科学的发展作出了贡献。

(二)局限性

随着医学科学的快速发展,人们的观念在转变,义务论也存在着一些局限性。

1. 忽视了行为动机与效果的统一性　义务论强调护士行为的动机纯正,不重视护理行为本身的价值及其导致的后果。例如在护理道德义务论指导下,护士利用高精尖手段保持病人长久处于"植物生存状态",甚至脑死亡状态,不仅没有给病人及家属带来幸福,反而给他们带来痛苦和沉重的负担。

2. 忽视了对他人、对社会应尽义务的统一性　在护理道德中,义务论以护患关系为基础,以对病人负责为中心,强调护士对病人的义务,而忽视了护士对他人、对社会的义务,即忽视了对病人应尽义务与对他人、对社会尽义务的统一。例如在护理工作中,维护病人的个人利益与社会利益及卫生资源分配之间的矛盾。

3. 忽视了护患义务的双向性　在护理道德中,义务论强调护士对病人尽义务的绝对性和无条件性,忽视了病人应尽的义务,即忽视了护患义务的双向性。例如在临床护理实践和护理科研中,维护病人利益与病人支持护理教学和科研的义务之间的矛盾。

第四节　功　利　论

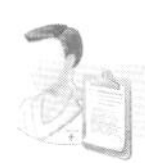

案例与思考

案例:

李先生与妻子行车回家途中发生车祸,被送入医院抢救。经积极治疗,李先生苏醒过来,但其妻因伤势过重死亡。李先生醒来后对其妻非常担心,多次询问他的责任护士,他的妻子现状。护士按照医生嘱托没有告诉李先生其妻子死亡的真相。

思考:

请用功利论,思考针对李先生的询问,护士应该怎么办。

一、含义

功利论(theory of utilitarianism)是一种以行为的效果作为判断人的行为善恶为依据的伦理理论。它强调效用原则,在行为的道德评价依据方面,功利论是最典型的效果论。功利论认为一个行为是否正当,是由行为所产生的善的、好的或恶的、坏的后果所决定的。因此,对人的行为善恶进行评价的依据,只能看行为的结果。

二、主要观点

功利论是后果论的一种形式,功利论认为,能够给别人带来快乐的行为是利他主义的功利论,否则就是利己主义的功利论。在护理实践中,功利论是指在履行护理义务时,强调病人及其家属的最大利益和幸福。在坚持病人利益第一的前提下,取得集体和社会以及个人正当利益。主要观点有三:

(一)个体利益与社会利益相统一

个体与群体健康利益发生冲突时,护士应当在尽量保障每位病人基本卫生保健需求的前提下,按照医学标准和社会标准来指导护理决策,约束病人的不当要求,或者在满足病人正当要求的同时采取措施,一方面使卫生资源得到切实利用,另一方面把对群体健康利益的损害降到最低程度。

(二)眼前利益和长远利益相统一

护士在护理过程中,在生命至上的基础上,尊重生命价值和生命质量的观点,关注眼前利益,更应关注长远利益。

(三)义务论与功利论相统一

充分肯定护士对病人健康负有道德责任和义务的同时,也要肯定护士的正当利益,医院和社会各方都应采取措施,尽量满足病人的物质和精神需求。

三、历史评价

功利论应用到护理工作中,有助于护士树立确立正确的功利观,重视个体病人和社会人群的健康利益。在护理伦理中,功利论主要强调病人及其家属的最大利益和幸福。按照功利论,应该将有限的卫生资源尽量合理分配给最需要的人,照顾到病人和多数人的需求,实现利益最大化。当然,功利论也肯定护士自身的正当利益,充分调动护士工作的积极性。

功利论也有其局限性。功利论没有考虑动机的纯洁性和合理性。特别是在市场经济时代,功利论容易导致护士重视效果忽视义务,助长只讲个人得失,不顾他人和社会的极端利己主义和拜金主义,导致医疗卫生单位只顾经济效益忽视社会效益。故功利论的应用要坚持正确的价值导向。

因此,义务论和功利论是护理道德评价中两种对立的观点,二者各执一词,都具有片面性。评价护士行为时,只能应用行为动机与行为效果一致的情况,即动机善,效果也善,动机恶,效果也恶;但在行为动机与行为效果不一致时,即动机善,而效果恶,动机恶,而效果善时,我们则无法评价行为的善恶。

第五节 公 益 论

一、含义

公益论(theory of commonweal)是从社会和人类的利益出发,主张在医疗过程中合理分配利益,用公正的态度对待社会每一位成员,自身行为应符合病人、社会成员及子孙后代利益。它是社会公益与个人健康相统一的医学伦理理论。它强调社会公众利益,主张人们在进行道德评价时,要以社会和全人类的现在与未来的利益为出发点,从整体和长远的角度,分析评价人们的行为和后果,符合人类长远利益和整体利益的才是道德的。

二、主要内容

公益论的内容主要包括医患群体公益、社会公益、人类公益和子孙后代公益。它指导护士从社会和人类利益出发,公正合理地解决医疗护理活动中出现的各种利益矛盾。促使护理活动不仅利于病人,而且有利于社会、人类和后代,利于人们生存环境的保护和改善,利于医学科学技术的发展。

在医护实践过程中,公益论强调以社会公众的健康为原则,使社会公益与个人利益相统一的道德观念。它认为,医药卫生事业是社会性事业,是满足广大人民群众日益增长的健康和保健的需要,也是提高中华民族整体健康水平的事业。因此,公益论强调社会公益、集体公益和个人利益相统一。三者是兼容的,不排斥任何一方,任何医护行为都要兼顾到社会、集体和个人利益。三者之间发生冲突时,如果冲突不是“非此即彼”的排斥性的利益冲突,社会、集体就无权否定个人利益,应当尽量满足和实现个人利益。当三者之间发生排斥性冲突时,应当从整体利益出发,坚持社会利益优先的原则,个人无权损害社会、集体利益。公益论坚持医疗卫生服务的经济效益和社会效益的辩证统一,强调在医护实践中,坚持经济效益和社会效益并重,社会效益优先的原则。公益论提倡在对当代人健康负责的基础上保障后代的健康,为后代创造一个良好的生存和生活环境。医学对社会和后代的公益责任包括控制人口数量、提高生命质量、保护环境和资源、维持人类天然性别比例平衡、保证人类种族延续及纯洁等。另外,要求在人类制定卫生政策及卫生发展战略时应本着公平、公正的原则考量自身肩负的公益责任,尤其是分配医疗卫生资源时必须以公众利益为基本出发点,确保使多数人受益。

三、评价

公益论克服了义务论的局限性,强化了医护人员的社会责任;公益论为公正、合理地制定卫生政策、卫生发展战略提供了理论依据;公益论解决了个人伦理与社会伦理之间的矛盾,从而解决了当代医学发展中的问题,推动了医学科学的发展。公益论的兼容观、兼顾观对社会利益、集体利益、个人利益,甚至现实利益和长远利益都有科学、合理的主张,充分显示了公益论的公正性。但是,这并不意味着把卫生资源拿来进行平均分配。平均分配在不同的情况下可以是公正的，也可以是不公正的，这种差额分配应当使那些最需要帮助、最困难的人得到较大的好处和补偿。

（钟会亮）

自测题

1. 下列**不属于**医学人道论核心内容的是
   A. 尊重病人生命　B. 尊重护士权利　C. 尊重病人人格
   D. 尊重病人平等权利　E. 尊重病人生命价值
2. 古代朴素医学人道论的理论基础是
   A. 义务论和因果报应学说　B. 生命神圣论　C. 人性论
   D. 人权论　E. 公益论
3. 以下描述**不正确**的是
   A. 医护实践活动催生生命神圣论
   B. 宗教神学对于生命神圣论的发展的唯一作用是消极制约作用
   C. 社会进步促进生命神圣论的发展
   D. 科学的进步推动了生命神圣论的发展
   E. 生命神圣论强调人的生命至高无上、神圣不可侵犯
4. 下列**不属于**生命神圣论观点的是
   A. 生命至高无上　B. 生命神圣不可侵犯　C. 无条件保护生命
   D. 有条件维护生命　E. 不惜代价延续生命
5. 创立敬畏生命伦理学说的是
   A. 希波克拉底　B. 妙闻　C. 亚里士多德
   D. 阿尔贝特·施韦泽　E. 罗马教皇
6. 人的生命质量**不包括**
   A. 个体生命的身体状态　B. 个体生命的智力状态
   C. 生命的目的和意义　D. 用法定标准测定智力和生理状况
   E. 用一定标准测定人的生存能力
7. 下列**不属于**护士道德义务的是
   A. 治疗与护理的义务　B. 解释和说明的义务　C. 保密的义务
   D. 家庭的义务　E. 社会义务
8. 以下关于病人生命健康权的叙述，**错误**的是
   A. 是相对的　B. 是无条件的　C. 健康权
   D. 不以义务为前提　E. 生命权
9. 功利论主要强调的是
   A. 病人利益第一　B. 集体利益第一　C. 社会利益第一
   D. 国家利益第一　E. 护士利益第一
10. 下列**不属于**公益论内容的是
   A. 群体公益　B．社会公益　C. 家庭公益
   D. 人类公益　E. 子孙后代公益

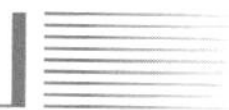

11. 对功利论的描述中,下列选项正确的是
    A. 人的行为是否正当,是由该行为产生的后果决定的
    B. 人的行为必须符合道德原则
    C. 研究生命对自身、他人和社会的效用
    D. 研究追求生命质量的理论
    E. 提出生命至高无上,必须珍爱生命
12. 护理伦理学的理论基础**不包括**
    A. 生命论　　B. 人道论　　C. 义务论
    D. 公益论　　E. 功德论

第三章　护理伦理的原则、规范和范畴

学习目标

1. 具有护理伦理原则、权利、义务和规范地为病人服务意识。
2. 掌握护理伦理的原则、规范和范畴的主要内容。
3. 熟悉护理伦理基本规范的含义、特点及作用。
4. 了解护士的伦理权利和义务。
5. 学会运用护理伦理原则、规范和范畴解决临床伦理问题。

在现代社会中，护理伦理的原则、规范和范畴在护理伦理中占有重要的地位，是护理伦理的核心内容。护理伦理的原则和规范是护士在护理执业活动中必须遵守的基本原则和行为规范。了解和掌握护理伦理基本原则、规范和范畴，对于树立正确的护理理念，指导护士的道德实践，提高护理质量等都具有十分重要的意义。

第一节　护理伦理的基本原则

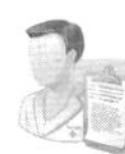

案例与思考

案例：

冯女士，35岁，因胃溃疡合并大出血入院治疗。医生告诉冯女士及其家属需要输血才能挽救生命。冯女士与其丈夫有忠诚的宗教信仰，他们信仰的宗教认为，输别人的血是一种罪恶，因此冯女士拒绝输血。

思考：

根据尊重病人的生命价值和护士的特殊干涉权利等道德规范，作为护士应该怎么做？

一、含义

原则是指人们观察问题、处理问题的标准或准绳。护理伦理的基本原则是衡量护士道德品质和道德行为的最高标准，是护理道德规范和范畴的总纲，是调节各种护理伦理关系的基本出发点和伦理准则。同时，护理伦理的基本原则也是我国护士在长期临床实践过程中的总结，它从根本上反映了护士和服务对象的根本利益，是衡量个人行为和护理伦理的标准。

二、内容

护理伦理基本原则的主要内容可归纳为：救死扶伤，防病治病，实行社会主义人道主义，全心全意为人民身心健康服务。这一原则揭示了护理活动的本质和规律，指明了护士职业的宗旨和目的，具有较强的实践指导意义。

（一）救死扶伤，防病治病

救死扶伤，防病治病是现代医学科学发展的要求。救死扶伤，就是要求医护人员爱岗敬业，时刻把人民的病痛、生死、安危放在首位，运用自己的专业理论知识和技能竭尽全力救治危难中的病人。当今，社会预防与保健已成为人们对健康与疾病关系的一种态度，作为护士不仅要考虑病人的利益，而且还要关注社会的利益，对待病人要做到防治结合，积极地宣传引导人民群众增强抵抗疾病的能力，减少疾病的发生，提高健康生活的质量，这也是护士实现全心全意为人民身心健康服务的具体途径和科学手段，是护理实践活动的科学性与伦理性的统一。

（二）实行社会主义人道主义

实行社会主义人道主义继承了传统医学人道主义的精华，是护理伦理继承性和时代性的统一。体现了在社会主义制度下，对人的价值的肯定和尊重，特别是对人的生命的重视与敬畏。热爱、同情病人，尊重病人的生命价值和人格，尊重病人平等的医疗权利。在临床实践中，护士善待每一个生命，不分民族、国籍、地位、职业、年龄、性别、亲疏等，做到在生命的价值面前人人平等。虽然人患了疾病后需要护士的照顾，但在人格上是平等的。实行社会主义人道主义还体现在护士要尊重病人的基本需要和正当要求，要千方百计地为病人创造使身心达到最佳状态的环境和条件。谴责和反对不人道行为，要求对战俘、囚犯、精神病病人、弱智者、麻风病人等与普通人一样给予人道待遇，给予同情和爱护，并在治疗过程和生活护理中，给予他们特殊的关心和照顾，充分体现社会主义人道主义精神。

（三）全心全意为人民的健康服务

全心全意为人民身心健康服务是“为人民服务”宗旨在护理道德方面的实质和核心，也是根本宗旨，是护士的出发点和归宿。首先，服务的范围不是少数人，也不是某一个阶层的人，而是广大人民群众；其次，服务的目标，不仅为人民群众的躯体健康服务，而且还要为人民群众的心理健康服务，从而达到身心整体健康；再次，服务的态度，要全心全意，要不怕困难，护士要有强烈的社会责任感、无私的奉献精神，时刻自觉地把为人民群众解除疾苦作为自己的天职，为抢救他人的生命而忘却自己的安危，直至献出宝贵的生命。

护士要真正做到全心全意为人民身心健康服务，必须做到正确处理好个人与集体、个人与国家的关系。把国家、社会的利益放在首位，把病人的利益放在第一位。当个人利益与病人利益发生冲突时，要首先维护病人的利益。护士应识大体、顾大局，勇于牺牲个人利益，像白求恩那样毫不利己、专门利人。对待护理工作既要满腔热情，又要不断追求护理技巧，不断提高自己的服务能力。对病人不能粗心大意，更不能牟取私利，欺诈勒索，见死不救。

第二节 护理伦理的具体原则

护理伦理的基本原则是概括性的根本原则，在运用时还要借助于一些具体原则，以实现它的要求。具体原则包括自主原则、不伤害原则、公正原则和有利原则等。从范围来看，这些原则也是世界通用的基本原则，具有可操作性。

一、自主原则

自主是指自我选择、自主行动或依照病人的意愿做自我的决策，即自己给自己做主。自主原则（principle of autonomy）是指自我选择、自主行动或依照个人意愿进行自我管理和决策的一种原则。在护理实践中，自主原则是指尊重病人自己做决定的原则，尊重其自主选择医疗方案、选择医疗单位和医务人员以及同意或拒绝医生建议的权利，从根本上体现的是病人选择的权利。自主原则在现代护患关系中，主要表现为尊重病人的自主权和知情同意权。病人的自主权是病人权利中最为基本的权利，病人的自主权在国际上已经成为护理伦理的重要原则。在我国，尊重病人的自主权，一切以病人为中心，已经成为医护人员的共识。

（一）病人的自主权主要包括以下内容

1. 有权选择医疗单位、医疗服务方式和医务人员。

2. 有权自主决定接受或不接受任何一项医疗服务，若病人无能力自主表达意见，可由病人家属决定。

3. 有权拒绝非医疗性活动。

4. 有权决定出院时间，但病人只能在医疗终结前行使此权利，且必须书面签署意见，说明病人的出院与医疗单位判断不一致。

5. 有权决定转院治疗，但在病情极不稳定或随时有危及生命可能的情况下，应签署书面材料，表明在医生的充分说明和理解基础上作出的决定。医生要向病人说明医护活动的目的、益处以及可能的结果，积极劝导病人作出最佳选择。

6. 有权根据自主原则自付费用与其指定的专家分析病情。

7. 有权自主决定其遗体或器官如何使用。

8. 有权拒绝或接受任何指定的药物、检查、处理或治疗，并有权知道相应的结果。

9. 有权享受来访及与外界联系，但不得违背卫生法律法规。

病人的自主权不是绝对的。病人的自主权利只适用于能作出理性决定的病人，有些病人会因身体及心理的情况而降低其自主性，自主原则并不适合所有病人。对于自主能力较弱甚至是没有自主能力的病人，如婴幼儿、严重智障者、昏迷病人、丧失理性的精神病病人等，由于其本身不具备理性的思考和判断能力，因此不具有自主决定的能力。对这类病人护士应体现主动保护、恢复健康的作用。

（二）知情同意权主要包括以下内容

1. 医疗机构必须将医疗机构执业许可证、治疗科目、诊疗时间和收费标准悬挂在医院的明显之处。

2. 医疗机构工作人员上岗工作必须佩戴本人姓名、职务或者职称的标牌。

3. 医疗机构实施手术、特殊检查、特殊治疗时，必须征得病人同意，并应当取得家属或者关系人同意。

4. 根据临床医学实践，下列诊疗活动应该充分告知，征得病人或病人家属的同意

(1)对躯体构成侵害性伤害的治疗方法与手段。

(2)需要病人承担痛苦的检查项目。

(3)需要病人暴露隐私部位。

(4)需从事医学科研和教学活动。

(5)需对病人实施行为限制。

护士在病人知情同意权的行使过程中主要起到监督、代言和协调促进作用。监督作用是指监督知情同意的过程，确保病人是在完全知情的情况下行使了自主权；代言作用是指将病人的问题、担忧、意愿等转告医生，由医生作出详细说明和解释，以确保知情同意的真实性；协调和促进作用是指在知情同意的过程中，护士应协调和维持护患之间开放性的沟通和讨论，当病人出现误解时，护士可协调医生向病人解释说明。护士在给病人提供医疗照护活动之前，先向病人说明医疗照护活动的目的、对病人的益处以及可能出现的结果，然后征求病人的意见，由病人根据自己的具体境况作出合乎理性的决定。

二、不伤害原则

不伤害原则(the principle of nonmaleficence)也称有利无害原则，是指护理实践过程中不应使病人的身体、心灵或精神受到伤害，即不做伤害病人的事情。最先提出“不伤害原则”的西方医学家是希波克拉底。不伤害原则还包括不将病人置于会受到伤害的危险之中，但任何一项医疗服务都具有双重性，既具有促进病人康复的巨大健康利益，又具有可能的医疗伤害。因此，护士在医疗实践中应树立不伤害的医疗理念，遵守不伤害的道德原则，一切以病人为中心，考虑是否对病人有利为标准，将医疗的伤害降低到最低程度，以最小的损伤获得病人最大的利益。一般情况下，现实的诊治伤害现象主要有以下几种：

(一)有意与无意伤害

有意伤害是指护士主观恶意伤害病人或极其不负责任，拒绝给病人做应该采取的护理措施，或出于增加收益等目的而为病人实施不必要的护理措施；无意伤害是指在进行正常诊治活动中所带来的间接伤害，如肿瘤化疗带来的伤害。

(二)可知与意外伤害

可知伤害是指护士在临床护理实践活动之前就可通过评估预测而预先知晓的对病人的伤害；意外伤害是指虽然经过护士评估预测，但难以预料地对病人造成的伤害，如麻醉意外。

(三)可控与不可控伤害

可控伤害是指经过护士的努力可以也应该降低其损伤程度，甚至可以杜绝的伤害；不可控伤害是指超出护士控制能力的伤害。

(四)责任与非责任伤害

责任伤害是指由于护士缺乏责任心而导致的有意伤害或虽然无意但属可知、可控而未加评估预测与控制的伤害；非责任伤害是指并非由于护士责任心不强所导致的意外伤害，或虽可知但不可控的伤害。不伤害原则是针对责任伤害而提出的，因此一旦发生责任伤害时一定要追究护士的道德甚至法律责任，对非责任伤害则允许其存在。

不伤害原则并非是一个绝对的伦理原则，这是因为临床上有时无法避免地会给病人带来身体或心理的伤害，“两害相权取其轻”，护士应该在诊治和护理过程中强化以病人为中心，恪尽职守的原则。经过护理评估，选择适合病人自身的最佳治疗护理方案，将不可避免

但可控的伤害控制在最低范围内。

三、公正原则

公正即公平正义,没有偏私。护士在临床实践活动中对有同样需求的病人,应给予同样的护理帮助,以公平合理的态度对待每一位病人。公正原则(the principle of justice)包括了形式上的公正和内容上的公正。形式上的公正是指对有同样需要的病人同样的待遇,对不同病人给予不同的待遇。内容的公正是指根据病人的地位、能力、对社会的贡献、需要等特征分配相应的负担和收益的公正待遇。护士在临床实践中坚持公正原则对待病人,对建立和谐护患关系有积极的促进作用,更有利于避免护患冲突的产生。

公正原则应该体现在两个方面:即人际交往公正和医疗资源分配公正。人际交往公正在临床实践活动中要求护士平等对待病人,做到一视同仁,如公正地对待不同性别、个性、阶层、地域的病人;同时还要体现在医疗资源的分配上,以公平优先、兼顾效率为基本原则,优化配置、合理使用医疗资源。医疗资源的分配包括宏观分配和微观分配。宏观分配是各级立法和行政机构要解决的卫生保健投入占国民总支出的比例,以及这些投入在预防医学与临床医学、基础研究与应用研究、基本医疗与特殊医疗等各层次、各领域的合理分配比例的问题,以满足广大人民群众人人享有卫生保健的基本需求。微观分配,可简单地理解为选择病人,即选择哪个病人能得到此资源。主要体现在对特定病人在临床诊治中进行的资源分配,主要是住院床位、手术机会以及贵重稀缺医疗资源的分配。公正原则针对微观医疗卫生资源分配,要求护士在护理服务中把公正的形式和内容有机地统一起来,按照医学标准、社会价值标准、家庭角色标准、科研价值标准、余年寿命标准等综合权衡,在比较中进行优化评估筛选,以确定稀缺医药卫生资源优先享用者资格。一般可依据的原则有:

1. 回顾性原则　即依照病人个人的努力或功绩分配,但对于婴幼儿或严重残障的成年人可能不公平。

2. 前瞻性原则　即根据病人对社会潜在的价值分配。这样,年幼者比年长者有优势。社会价值与需求经常改变,将使人在某一时期被认为没有社会价值。但在另一时期却被视为是极有价值者。

3. 余年寿命原则　即根据病人获得卫生资源后生命的长度分配,但寿命是由多种因素控制的。

4. 家庭角色原则　即根据病人家庭中依靠其生活的人数多少进行分配,将依靠人数多的可能获得资源。

5. 科研价值原则　即根据病人的科研价值进行分配,为国家的科研能作出贡献的,将可能得到一些稀有资源。

医学标准主要考虑病人的病情需要及治疗价值,社会价值标准主要考虑病人既往和预期的价值等,首要标准是医学标准。依据这些标准判断,是很难操作的,有些医务人员干脆依据“先来后到”原则,既公正,又省事。其实这也是许多国家现行的做法,如需要进行器官移植都在网上登记,排队等候。另外,经济能力、生病事实中是否有自身的责任因素等也是可以讨论的标准。

四、有利原则

有利原则(the principle of beneficence)即把有利于病人健康放在首位并切实为病人谋利

益的伦理原则。古希腊名医希波克拉底在《希波克拉底誓言》中明确提出并阐明了“为病人谋利益”的行医信条。在西方这一原则也称为行善原则，即要求护士要为病人多做善事。行善是做善事，即直接或间接地履行仁慈的、善良的或对病人有利的德行。在护理伦理中行善原则是指护士为病人的利益应施加好处，履行善良或有利的德行。行善原则之所以成为护理伦理关注的最重要的问题之一，在于它涉及救死扶伤、照护与关爱人的生命、提高生命质量与价值等终极问题。善是道德行为的重要特征，白衣天使是对护士善行的道德评价。因此，行善在长期的医疗护理实践中，逐渐成为评价护士行为的重要依据，并成为护理伦理的基本原则之一。

有利原则具体体现在护士要树立全面的利益观，真诚关心病人的客观利益和主观利益；为病人提供最优化的护理服务，努力使病人受益，如减轻病人的疼痛、照顾病人的生活、帮助病人恢复健康等；对利害得失进行全面权衡，尽量减轻病人受伤害的程度，作出病人受益最大、伤害最小的伦理决策，避免因决策不当造成对病人的伤害；坚持公益原则，将有益于病人同时有利于他人、社会健康利益有机地统一起来。

第三节　护理伦理的基本规范

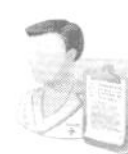

案例与思考

案例：

叶欣，抗击非典英雄模范，原是广东省中医院急诊科护士长，在抗击非典的战场上她献出了宝贵的生命。

叶欣在广东省中医院当了23年的急诊科护士长，每当急诊科有传染性疾病患者前来急诊时，叶欣总是一马当先，冲锋在前，尽量不让年轻的小护士们沾边。每次她总是说：“你们还小，这病危险！”对待这类病人，她总是护理得格外耐心、细致，没有一丝的嫌弃。对于家境贫寒的病人，她甚至主动出钱为病人买药物。她常常对护士们说：“病人得了传染病已经够不幸了，但社会的歧视给他们心理造成的伤害也许比病痛更难受！作为护士，我们一方面要解决他们身体的痛苦，更要给他们爱的力量，生活的力量！”……无论是现场急救跳楼的垂危民工，还是带头护理艾滋病吸毒者，还是冒死抢救非典型肺炎病人，叶欣从来没有“瞻前顾后，自虑吉凶”。她用自己的生命书写了中国大医之“精诚”。2003年3月24日凌晨，因抢救非典型肺炎病人而不幸染病的叶欣光荣殉职，终年47岁。生前，她留下了一句令人刻骨铭心的话：“这里危险，让我来”。

2009年9月14日，叶欣被评为100位新中国成立以来感动中国人物之一。

思考：

请从伦理的角度对叶欣护士长的言行进行分析。

一、含义及特点

（一）含义

人的生命权是最大的权利。无论强与弱、穷与富，每个人的生命权都不容侵犯。在我

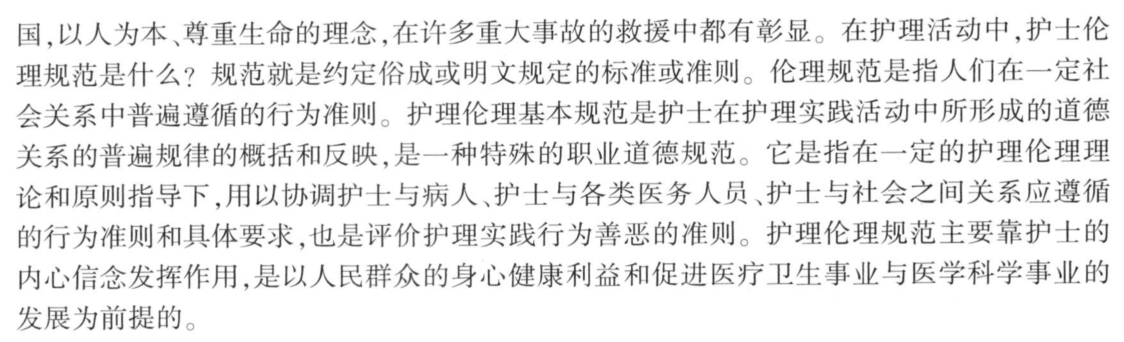

国，以人为本、尊重生命的理念，在许多重大事故的救援中都有彰显。在护理活动中，护士伦理规范是什么？规范就是约定俗成或明文规定的标准或准则。伦理规范是指人们在一定社会关系中普遍遵循的行为准则。护理伦理基本规范是护士在护理实践活动中所形成的道德关系的普遍规律的概括和反映，是一种特殊的职业道德规范。它是指在一定的护理伦理理论和原则指导下，用以协调护士与病人、护士与各类医务人员、护士与社会之间关系应遵循的行为准则和具体要求，也是评价护理实践行为善恶的准则。护理伦理规范主要靠护士的内心信念发挥作用，是以人民群众的身心健康利益和促进医疗卫生事业与医学科学事业的发展为前提的。

（二）特点

1. 时代性　道德是社会存在的产物，具有鲜明的时代特征。随着社会和医学的发展，护理道德的观念、原则和规范也相应改变。社会主义护理道德是社会主义道德在护理实践中的具体体现，是社会主义精神文明建设的重要内容。因此，要求护士立足本职岗位，把自己的职业同社会的总目标、总任务联系起来，同祖国和人民的需要联系起来，为社会主义建设贡献力量。

2. 继承性　作为社会道德组成部分的护理道德，在不同的社会制度和不同的历史时期具有不同的内涵。无论何时何地，“救人活命”“一心赴救”“博施济众”等医护道德基本要求是相同的。正是这种继承性将古代优秀的传统医德世代发扬光大，激励护士将护理工作提高到新的水平。

3. 进取性　护理学伴随着医学科学的发展日新月异，护理道德建设也在与时俱进，充分体现了护理道德的进取性特征。护士尽职尽责做好本职工作的同时，把对病人的护理道德责任同对社会、对国家的道德责任统一起来，勇攀护理科学和技术的高峰，致力于为病人提供全方位的整体护理，展现出护士高尚的道德进取精神。

4. 一致性　护理工作作为临床工作的一部分，与其他医疗活动无论从工作性质、工作宗旨，还是服务对象、服务内容、服务目的上基本一致。因此医护人员的伦理指导原则是一致的，共同以“救死扶伤、防病治病、实行社会主义的人道主义，全心全意为人民身心健康服务”作为自己的道德准则。因此，护理也充分显示了与医学道德上的一致性。

5. 科学性　护理道德的科学性决定护士必须具备积极、灵活、果断的主动精神，从人道主义出发，以科学的方法、严谨的态度、按医学科学办事，严格执行医嘱和各项操作规程，保证各个护理环节的准确、及时、无误。

6. 协调性　通过护理道德行为规范的要求协调各方面的关系，即协调护士与病人，护士与其他医务人员之间的关系，协调护士与医疗事业和整个社会的关系，使这些错综复杂的关系围绕“以病人为中心”的服务轴心，促进病人恢复健康，实现救死扶伤、防病治病的目标。

护理伦理规范（ethical code of nursing）是护理伦理原则的具体体现，对护理伦理的范畴有直接指导作用，它在一定程度上决定了护理伦理范畴的实质内容和价值取向。护理伦理规范作为较成熟的职业道德准则，一般通过条文式的守则、法规等体现。例如国际护士会通过的《国际护士会伦理法典》《国际护理道德准则》等。护理伦理规范是评价护士伦理行为的基本准则的直接尺度，是医院实施科学管理的主要依据，同时也是护士进行护理伦理修养的主要内容。

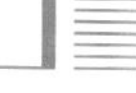

二、内容及作用

（一）内容

1. 爱岗敬业，忠于职守　1973 年国际护理学会修订的《国际护士守则》中规定护士的职责是“增进健康，预防疾病，恢复健康，减轻痛苦”。这一职责既体现了护理的本质，也反映了护理伦理的实质。由此可见，护士是助人的职业，护理工作是帮助病人在自身条件下得到最舒适状态的工作。护士要想帮助病人解除痛苦，恢复健康，就要爱业敬业，忠于职守，忠诚于护理事业和所服务的病人，要想病人之所想，急病人之所急，一切为了病人，不做违反道德良心的不合法护理操作。护理专业有着较强的科学性、技术性、服务性、艺术性和社会性，同时护理模式已经从以“疾病”为中心转变为以“整体人”为中心，这也要求护士要提高自我素质，具有一定的管理与人际沟通能力、学习能力和评判性思维能力，在学好护理学知识和技能的同时应学好医学、心理学、社会学知识，只有这样才能胜任护理工作的要求，才能完成对病人的最佳护理，才不愧“白衣天使”的称号。

2. 尊重病人，一视同仁　《医务人员医德规范及实施办法》在第三条第二项中明确要求医护人员“尊重患者的人格与权利，对待病人，不分民族、性别、职业、地位、财产状况，都应一视同仁”。尊重他人是一种高尚的美德，是个人内在修养的外在表现。尊重他人也是一种文明的社交方式，是顺利开展工作、建立良好护患关系的基石。在护理工作中，要求护士任何时候都要以病人的利益作为护理工作的出发点和归宿。努力采取最佳护理措施和手段，减轻或避免后遗症、并发症，同时要确保病人的安全，防止病人因病痛等原因自杀、私自出走及其他意外事故的发生。

3. 极端负责，精益求精　《医务人员医德规范及实施办法》在第三条第七项中明确要求医护人员“严谨求实，奋发进取，钻研业务，精益求精。不断更新知识，提高技术水平”。护士应该对工作极端负责，对病人极端热忱。因为临床护士日夜守护在病床，与病人接触最广泛、最直接、最频繁，也最容易及早发现病人的问题。所以，护士询问病情应认真全面，护理评估应认真，慎重观察病情变化及治疗护理效果，应严密细微，保证准确无误、及时掌握病情变化；护理工作中需谨慎行事，注意每一个细节，精心服务，一丝不苟。总之，护理工作的任何疏忽大意，如打错针、输错液、发错药，对体温、脉搏、呼吸、血压等观察不准确，轻则影响治疗效果，重则失去抢救机会，甚至直接危及病人生命。随着社会的发展，医学发展速度的提升，人民群众对健康质量要求的不断提高，这些都对护理事业的发展提出了挑战，只有护理技术不断创新，护理观念发生转变，护理内容和范围不断扩大才能使护理事业与时俱进。

4. 服务文明，举止端庄　文明礼貌是公民社会公共生活的一条重要的伦理规范，是人与人在社会交往中所必须遵循的言语行为准则；举止端庄是对文明礼貌的道德体现，也是一个人高雅气质、自身修养的外在表现。临床护理活动中，护士的言谈举止会直接影响护患关系的和谐，更影响病人的身心健康。人们常称护士是“白衣天使”，是心灵美和仪表美的象征。护士端庄的仪表、温和礼貌的语言、真诚体贴的态度，对病人犹如一剂良药，让其身心舒畅，对护士更加信任和依赖，对治疗增强信心，从而促进病人康复。反之，将使病人心情不悦，增加身心负担，对其健康产生消极影响。举止端庄具体表现为走路步态轻、稳、快；遇到紧急情况时冷静、沉稳、神色镇定；站姿端庄自然、热情大方；衣帽整齐、自信和蔼、言语亲切自然，给病人以端庄、稳重、温和、信赖的感觉，使病人易于接近和沟通并寄托希望。

5. 互学互尊，团结协作　互学互尊，团结协作是正确处理同行同事间关系的基本准则。

护士在护理活动中，要互相尊重和信任、互相支持和协作、互相学习和提高，顾全大局、明确工作任务和共同目标，共同为维护病人的身心健康而努力。在工作中不计较个人的得与失，在利益面前不争不抢，在责任面前敢于担当，与人为善，宽容对待每一位同事与病人，真正体现护士的心灵美与外在美的协调统一。护士要时刻树立整体观念，把病人的利益放在首位。做到顾全大局、彼此尊重、互相理解、互相信任、互相学习、互相监督，宗旨是一切为了病人。

6. 语言文明，关心体贴　古希腊医学家希波克拉底曾指出："医生有两种东西能治病，一是药物，二是语言。"护士也不例外。语言是沟通护患关系的桥梁，护士对病人的关心、同情、体贴，在很大程度上要通过语言来表达，恰当的语言不仅是自身良好素质、修养和境界的体现，也是赢得病人信任与合作、帮助病人康复的需要。俗话说："良言一句三冬暖，恶语伤人六月寒。"病人往往根据护士的语言来体验和判断医护人员对他们的态度和情感，在与病人接触中要特别重视使用安慰性语言、鼓励性语言、解释性语言（治疗性语言），如使用"您""请""别着急""谢谢"等。所以护士在接诊和护理的过程中，应努力做到语言亲切，文明礼貌，关心体贴，避免简单、生硬、消极暗示性的语言，切忌使用刺激性语言。

7. 廉洁自律，遵纪守法　廉洁奉公，遵规守纪是要求护士要以人民和国家的利益为重，正直廉洁，奉公守法，不徇私情，不谋私利。治病救人、解除病人痛苦，护士绝不能以医疗护理为谋取私利的手段。不接受病人和家属的钱物，更不能主动向病人和家属索要钱物。因为我们要知道"救死扶伤，防病治病"是社会和人民赋予护士的崇高职业职责。护士要为维护"白衣天使"的荣誉而坚守职业的伦理规则，廉洁奉公，反对一切不正之风。

（二）护理道德规范的作用

1. 有利于促进医疗护理质量的提高　护理道德是医学道德组成部分，医护工作是个整体，在对病人进行诊断和治疗过程中，二者需要紧密的配合才能完成对疾病治疗和康复的任务，且护理质量直接关系到医疗质量。护理人员只有具备高尚的道德观念才能以高度的责任感，尽心尽职地为病人服务，高质量地完成护理任务，从而保证医院各项规章制度的正确执行，减少或避免护理事故、错差和纠纷的发生，确保病人的利益，提高医疗护理质量。

2. 有利于护理学科的发展　护理学因道德而确立，而道德使"天使"形象生辉，重视护理道德规范有利于护理学科发展。护理人员在继承和发扬护理道德优良传统的基础上，不断学习和完善自己的知识结构，努力掌握新的护理技能，从而推动护理学科的发展，实现护理学科向高层次和新阶段的飞跃。

3. 有利于新型的医、护、患关系建立　护理道德是护士在护理病人的过程中，处理护理人际关系以及护理人员与社会关系应遵循的职业道德，包括护士与病人，护士与护士，护士与其他医务人员，护士与社会之间的关系。护士只有自觉地遵守护理道德，才能协调好医、护、患三者之间的关系。

4. 有利于新型护理人才的培养　随着生物医学模式向生物-心理-社会医学模式的转变，护理模式也由过去的以疾病为中心的护理模式逐步向以人为中心，以人的健康为中心的护理模式转变，此转变对护士提出了更高的要求，意味着现代护理队伍应是具备高素质的专业人才的群体。为此，需要进行护理道德教育以培养出具有良好的道德素养的护士。

5. 有利于医院的物质文明和精神文明建设　医院作为社会文明的窗口，护理质量的高低直接影响到医院的窗口形象。护理道德是社会主义精神文明在护士身上的具体体现，通过护士的工作得以具体化和形象化，因此护士的道德风貌对医院的精神文明建设具有不可忽视的作用。护士必须加强自身的道德修养，以护理道德规范严格要求自己的言行，自觉抵

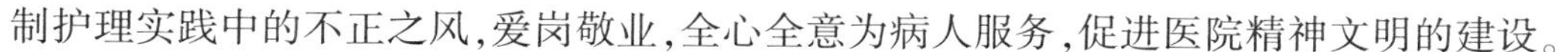

制护理实践中的不正之风,爱岗敬业,全心全意为病人服务,促进医院精神文明的建设。

护理道德通过其认识、调节、教育、激励等功能,可以培养护士的道德品质,进而提高其护理业务、科研、管理等水平,促进护理学科的发展和医院、社会的精神文明建设。因此,护生在学习护理学以及护理实践中都应该重视护理道德修养,不断提高护理道德水平。

第四节 护理伦理的基本范畴

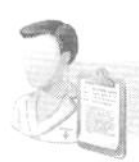

案例与思考

案例:

病人张女士,38岁。家庭主妇,性格内向、孤僻,诊断为肺癌。术前诊断为多发性囊肿。术后医生通知病人家属诊断为进行性肺癌,需进行化疗,化疗的有效性为50%。病人在谈话后立即外出住宿。病人与家属咨询在这样的治疗效果下生活是否优先于治疗。护士和病人交谈中,病人表示"其实也没有什么要谈的,只是不知怎么办才好,特别烦恼"。通过进一步交谈,护士了解到病人担心治疗效果不佳,决定首先考虑生活上的需求,希望到疗养院那样舒适的环境。护士根据病人的愿望为其介绍了合适的医院。

思考:

请从护患双方的权利与义务角度分析,作为护士应该如何正确处理这件事?

一、含义

范畴,是反映事物本质属性和普遍联系的基本概念。护理伦理范畴(nursing ethical category)是伦理规范在护理活动中的具体运用,是护理伦理现象的总结和概括。它反映了护士与病人及家属之间最本质、最重要、最普遍的伦理关系,是护理伦理原则与规范的必要补充,同时也要受护理伦理原则和规范的制约和影响。没有护理伦理范畴,其原则和规范就不可能发挥各自的作用,也不可能转化为护士的伦理行为。护理伦理的基本范畴包括权利与义务、情感与良心、审慎与保密、荣誉与幸福等。

二、内容

(一)权利与义务

权利(right)通常有两个含义:一是指法律上的权利,即公民或法人依法行使的权力和享有的利益。二是指伦理学上的权利,即伦理上允许的权利和应享受的利益。护理伦理所指的权利主要指病人的伦理权利和护士的伦理权利。

1. 病人的权利(patient's rights) 指病人在接受医疗服务过程中应该享有的利益和可以行使的权利。

(1)平等的医疗权:平等医疗权是指病人有权享有良好的医疗保健服务和基本的、合理的医疗卫生资源。《中华人民共和国宪法》第45条规定:"中华人民共和国公民在年老疾病或者丧失劳动能力的情况下,有从国家和社会获得物质帮助的权利,国家发展为公民享受这些权利所需要的社会保险、社会救济和医疗卫生事业。"所有病人都享有这样的权利,医疗卫生服务设施应向他们开放,不论病人贫贱富贵、亲疏好友,都应一视同仁,病人得到的医疗护理服务质量和服务态度都是同样的。任何医护人员和医疗机构都不得拒绝病人的求医要求,不得以各种借口拒绝或推诿病人就医或怠慢病人,医院对病人的合理服务需求要有回应。与此同时,医院还应依据病情的紧急程度,对病人实施评估并提供相应的医疗服务。

(2)知情同意权:在医疗过程中病人有获知关于自己病情的权利,如所患疾病的性质、轻重程度、治疗情况及预后等最新消息,并有权要求医护人员作出通俗易懂的解释;有权知道为其服务的医疗护理水平、专业特长等。有权知道且复印病历中的检查、治疗和护理信息。病人有权在法律允许的范围内拒绝接受某种治疗、护理手段和与病人治疗相关的研究计划。知情同意权不只是为了争取病人的合作、增进护患关系、提高医疗和护理效果,还应体现在对病人的尊重,并有助于病人自主权的合理行使。

(3)隐私保护权:隐私保护权是病人享有的私人信息和私人生活依法受到保护,不被他人非法侵犯、知悉、搜集、利用和公开的一种人格权。受到保护的病人隐私,主要包括病人的病情资料、会诊、检查、治疗内容和记录以及为治疗而告诉医护人员某些不愿意让他人观察和接触的身体部位、生理特征等。护士的职业特点决定了他们可以知晓病人的隐私,但没有权利泄露病人的隐私。病人在接受治疗后,有权要求医护人员为其保密。病人要求医护人员为其保守医疗秘密并不是绝对的,当病人的这一权利对他人或社会可能产生危害时,医护人员的干涉权或社会责任可以超越病人的这种权利要求。如病人患有传染病、产生自杀的念头等情况,尽管病人要求为其保密,医护人员还是应该根据具体情况,通知家属或有关部门。一位妇女王某某被一男子杀害,这位男子过去曾向护理他的精神病医院的护士坦白他想杀王某某,原因是他与她分手后,她又和别的男人谈恋爱了。这位精神病医院的护士考虑到自己对病人负有保密义务,没有向她或其家庭报告。护士曾经设法劝解病人放弃杀人的动机,但没有成功,结果王某某被该男子杀害了。这说明保密的范围和内容不是绝对的,护士为病人保密了,但对王某某却有失公平。

(4)免除相应社会责任权:疾病或多或少会影响病人机体的正常生理功能,使病人承担社会责任能力有所减弱。因此,病人在获得医疗机构出具的合法诊疗证明后,有权依据病情的性质、程度、预后及功能影响情况,获得休息、调动工作岗位、暂时或长期免除服兵役等。在免除或减轻一定社会责任后的同时,还有权获得有关的各种福利。

(5)服务监督权:即病人对医疗护理活动的监督评价权。病人从到医疗机构就医开始,有权对医疗机构的医疗、护理、管理、后勤、医德医风等方面进行监督,即行使监督权。

(6)诉讼索偿权:由于医疗机构及其工作人员行为不当,在医疗活动中,因违反卫生法律法规、诊疗护理规范,或因过失造成病人人身损害的事故、差错,而对病人正当权益产生侵害时,病人有上诉的权利,有获得赔偿的权利。

2. 护士的权利(nurse's rights) 是护士在护理工作中应享有的权利,包括护士的执业权和自身权利两个方面。

(1)护士的执业权是护士从事护理工作、履行护理职责的权利,包括:一是医疗护理自主权,即在保证病人身心康复的过程中,护士有独立自主、不受干扰地履行自己职责的权利,这是护士的基本权利,是维护和保证病人医疗护理权利实现的需要。二是特殊的干涉权,即在特定的情况下,护士具有限制病人自主权利,实现对病人应尽责任的权利。护士不能任意地行使特殊干涉权,只有当病人的自主原则与生命价值、有利原则等发生冲突时,才能行使这样的权利。三是学习、培训的权利,护士有权参加护理继续教育学习和培训,按照国家规定获得与本人业务能力和学术水平相应的专业技术职务和职称的权利。四是履行职责相关的权利，如获得疾病诊疗和护理相关信息的权利等，可以对医疗卫生机构和卫生主管部门提出意见和建议。

(2)护士自身权利主要有获取工资报酬和津贴，享受国家规定的福利待遇的权利；在执业活动中，护士有人格尊严和人身安全不受侵犯的权利；护士的正当权利得到尊重和维护的权利。

3. 病人义务(patient's obligation) 义务(duty)是指在一定伦理意识支配下，个人对他人、集体和社会应尽的责任。它是一定社会伦理原则和伦理规范对个人的伦理要求，也是个人基于自己的伦理信念，出于高尚的伦理动机而自觉履行的责任。病人义务是指病人对护士、集体和社会所承担的道德责任，也是对病人行为的基本要求。

(1)保持和恢复健康的义务：人不可能不生病，但有些疾病与人们的生活方式、生活习惯和忽视自我保健有关。良好的生活方式和生活习惯对人类的健康起促进作用，能抵御和减少疾病的侵袭，延缓衰老，提高生活质量；不良的生活方式和习惯是危害人类健康的重要因素。如酗酒、大量吸烟、暴饮暴食等都会给身体带来不利的影响，从而导致疾病的发生。病人得病，对社会承担义务和责任的能力就会减弱，同时也会给社会和家庭带来负担，对个人也是损失。因此，患了病要积极治疗，更重要的是要做到防患于未然，养成良好的生活方式和生活习惯，保持健康，减少疾病的发生。

(2)遵守医院各项规章制度的义务：医院的各项规章制度是保证医院正常医疗秩序、提高医护质量的有力措施，既是对医护人员的行为规范，也是对病人和其家属的行为要求。医院各项规章制度包括探视制度、卫生制度、陪护制度、按时缴纳医药费用的规定等，这些都是每个病人应该遵守的义务。

(3)积极配合医疗护理的义务：病人患病是没有责任的，但在就医行为发生后是否配合医疗护理是有责任的。因为个人的健康不是单纯的个人私事，而是与他人、与社会有密切联系的，如传染性疾病、遗传性疾病、精神病等，如不积极配合接受诊治或采取其他必要措施，就会给社会带来不良影响。因此，病人要如实提供病情和有关信息。这既是及时、正确的诊断和治疗的前提，也是防止疾病扩散、蔓延和影响下一代的基础。同时病人有责任和义务接受医疗护理，同医护人员合作，共同治疗疾病，恢复健康。

(4)支持医学和护理科研发展的义务：为了提高医学和护理科研水平，医护人员需要对一些疑难病、罕见病进行专题研究，以探索诊治的有效方法，需要病人的配合协作。随着医药科技的发展，新药、新技术的试验和使用也都需要病人合作并提供信息，对生前未明确诊断的病人医学需要进行尸体解剖研究时，死者的家属应给予支持，医学教育中医学生的临床实习，需要病人的信任和理解。发展医学和护理科学是造福于人类的公益事业，病人应积极给予支持。

4. 护士义务(nurse's obligation)

(1)解除痛苦的义务：帮助病人减轻痛苦包括躯体和精神的痛苦。在临床护理活动中，护士在帮助病人减轻躯体痛苦的同时，还需要做好病人的心理疏导，使病人在自身条件下达到身心最佳的状态。

(2)保密的义务：为病人保密是维护病人利益的需要，是护士临床工作中应遵守的伦理，同时也是建立良好护患关系的重要保障。

(3)解释说明的义务：护士向病人解释说明的义务是对病人知情同意等自主权的尊重。

护士向病人的解释要以病人能理解和接受为前提,做到用词正确、意义表达准确、通俗易懂。护士还要注意对病人的承受能力进行评估,对可能造成的精神负担和伤害要有预测。另外,护士有积极主动而负责地执行医嘱的义务,保证护理记录真实、完整,实事求是地对待和处理护理差错、事故。护士要努力提高专业知识、技术水平,发展护理科学,保护社会环境,维护集体、社会整体利益,促进社会人群健康。

护士的道德义务是护理伦理的核心范畴之一。无论在什么时候,医护人员都应当把病人的健康需要放在首位,维护病人的利益,对病人的健康负责。坚持对病人的义务和社会义务的统一,护士尽职尽责地为病人进行治疗、帮助其恢复健康,恢复社会功能,这本身就是为社会和国家尽了自己的义务。对病人的义务与对社会的义务在多数情况下其目的是一致的,都是为了病人的利益。但护士需要明确的是:护士履行自己的义务是不以病人是否履行义务为前提的,否则对造成的不良后果护士将承担法律责任。治病救人,救死扶伤,不是医护医护人员对病人的同情,更不是医护人员对病人的恩赐。护士道德义务可以端正护士的专业思想,促使护士热爱本职工作,道德境界不断升华,在护理实践中不断给病人带来幸福。

(二)情感与良心

1. 情感(emotion) 是人们内心体验的自然流露,是人对客观事物是否满足自己需要而产生的态度体验。护理伦理情感是指护士对护理活动中的个人行为或他人行为进行评价时所产生的心理反应。情感的内容主要包括同情感、责任感和事业感。

(1)同情感是护士职业素质的基础,是能否做好护理工作的原动力。护士同情感是护士对病人生命的热爱、人格的尊重、价值的认同而产生的。同情感是护士对病人所遭遇的躯体的痛苦与不幸,内心的冲突与期待,能做到感同身受,犹如自己的经历一样真实。只有有了这样的感受,护士才能设身处地地为病人着想,才能千方百计地为病人减轻或消除痛苦,才能选择有效的身心护理方式,帮助病人恢复健康。

(2)责任感是同情感的升华,即护士把挽救病人的生命作为自己崇高的、义不容辞的责任。护士有了责任感就会在工作中认真负责、严谨周密、慎独自律,并能为病人的利益承担风险,为了挽救病人的生命,不惜牺牲个人的利益。护士的责任感不再是一种简单的同情,而是一种积极主动的帮助和理性的支持。

(3)事业感是责任感的进一步升华,是最高层次的护理伦理情感。护士有了强烈的事业感,就会把自己的人生理想和追求凝结在护理事业上,把人类健康和护理事业看得高于一切,产生使命感,就会为了护理事业勇于探索和不断进取,急病人之所急,痛病人之所痛,这种情感是对自己所从事的护理事业的热爱,是对科学真理的执着追求。

(4)情感的作用

1)强化对护理工作的高度责任感和有利于病人早日康复:对病人的同情感和责任感,可以促进护士以良好的状态努力做好护理工作,把病人的健康利益看得高于一切、重于一切,把治病救人看作是至高无上的神圣职责,任何情况下都能一心赴救,不容有任何的疏忽和懈怠。心理学研究证明,良好的心理因素对健康和疾病有着重要的影响。护士的同情感和责任感,促使护士关怀、体贴病人,使病人产生良好的心理效应,消除不良心境和疾病带来的焦虑、恐惧、悲观等情绪,有利于病人早日康复。护士平时不管是在岗位上,还是在旅途中,不管是在饭桌旁,还是在患病中,只要一听到病人的呼唤,一见到病人,就会忘掉个人的一切,马上投入到紧张的抢救中。遇到家境特别困难的病人,有时也慷慨解囊相助,这正是一种高尚的护理道德情感的体现。

2)有利于护士自身素质的提高和促进护理事业的发展:为了自身业务技术的提高,护士发奋图强、刻苦学习、勤奋工作。同时不计较个人得失,乐于奉献,勇挑重担,不畏风险,把自己的一生献给护理事业。

2. 良心(conscience) 是指人们在履行对他人、对集体、对社会的义务过程中,对自己行为应负的伦理责任的一种自我意识和自我评价。它具有深刻性、自觉性和稳定性的特点。在中国医学发展中,设身处地为病人着想,急病人之所急,想病人之所想,成为良心的重要内容。护理伦理的良心作用主要体现在以下几个方面:

(1)在护理行为之前,良心起着自觉选择作用:良心总是会根据医德原则和规范的要求,对行为的动机进行选择。一旦意识到自己的行为违背医德要求时,良心就会驱使内心产生一种责任感,一种发自内心深处的反思,通过良心的选择作用,对符合护理伦理规范的动机给予肯定,对不符合的予以否定,进而选择符合护理伦理要求的行为。凭借职业良心,再苦再累,也应尽职尽责去做,这样才能感受到良心上的满足和喜悦。

(2)在护理行为之中,良心起着自觉监督作用:由于护士的护理行为大多是在无人监督、病人不了解甚至丧失知觉的情况下进行的,因此护理行为的正确与否,是由护士单方面认可的,病人一般很难监督,这就要求护士时刻用职业良心来约束自己的行为,为病人利益着想。良心可以使人做到“慎独”,通过良心的监督作用,对符合护理伦理要求的情感、意志、信念以及行为方式和手段给予激励,对于不符合的给予及时的纠正,避免不良后果的产生。

(3)在护理行为之后,良心起着自觉评价作用:良心不仅对护士的行为有监督作用,而且具有裁判作用。在护理活动中,当护士一旦产生不正常的情感、欲念时,行为主体通过“良心发现”及时地发现问题,从而调整自己的行为,改变行为方向,避免不良行为的发生。良心能使护士对自己的行为及后果作出肯定或否定的自我评价,护士的行为符合护理伦理原则和规范的要求并给病人带来了健康和幸福的时候,就会感到良心上的满足与安宁,精神上的愉悦和舒畅;凡是不符合要求的,给病人带来痛苦和不幸时,就会受到良心的谴责,精神上感到内疚、惭愧,凭着良心自觉地纠正自己的不良行为。

(三)审慎与保密

1. 审慎(circumspection) 是周密谨慎的意思,是人们在行为之前的周密思考与行为过程中的小心谨慎。它是良心的外在表现。护理伦理的审慎是指护士在为病人做治疗护理的过程中,能周密地思考和小心谨慎地服务。护士审慎的深层本质是对病人高度的责任心和严谨的科学态度,审慎主要表现在以下两个方面:

(1)语言审慎:语言既能治病也能致病。一个人生病以后,身体的不适会造成心理的敏感,常常将注意力集中在自身的疾病上,对护士的语言表达会特别在意。护士真诚、温暖、体贴的话语会使病人心情愉悦,更愿意配合护士完成治疗,早日恢复健康;护士敷衍、刻薄、刺激的话语会使病人心情沉重,导致病情加重,甚至恶化。因此护士在与病人沟通交流时,要用尊重病人人格的语言,用通俗易懂、安慰、鼓励的语言,帮助病人降低焦虑、恐惧,增强战胜疾病的信心。

(2)行为审慎:护士在护理工作中必须保持认真谨慎的态度。在护理活动的各个环节要严格遵守各项规章制度和操作规程。在工作中,聚精会神,严格执行查对制度。例如给病人注射青霉素之前一定要做皮试,要仔细认真地观察病人的反应并根据测试的结果准确判断是否为阴性,才能给予青霉素注射治疗。只有行为审慎才能保证病人的生命安全,防止各种意外情况的发生。审慎是护士的一种美德,要求护士在护理实践中不断培养,提高自己的审慎意识。在护理实践中,审慎至关重要,它并不意味着反复思考,不能作出果断的决定。

审慎对护士的行为起着积极的促进作用。首先审慎有利于防止因疏忽大意而造成的护理差错事故,提高护理质量,保证病人生命安全;其次审慎可以使护士更好地钻研专业知识和提高护理技能;再次,审慎可以督促护士以高度负责的精神对待病人;最后,审慎有利于护患之间建立和谐的关系。

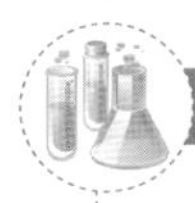

知识窗

慎 独

《中庸》中的"慎独"为"莫见乎隐,莫显乎微,故君子慎其独也。"慎独是在个人独处的情况下,没有旁人监督,要谨慎小心,自觉遵循道德要求,自觉严于律己。不要因为别人不在场或不注意的时候干坏事,这是儒家倡导的具有我国民族特色的自我修身方法。

护士的一些治疗及护理工作可能是在无人监督的情况下进行的,须凭自己良心评判护理工作的好坏和行为的善恶,关系到病人的健康和生命安危。由于每个护士的道德觉悟程度不同,他们遵守和履行道德原则、规范的自觉程度也是不相同的。只有无数次在无人监督的场合做到自觉遵守护理道德原则和规范,才能真正树立坚定的护理道德信念。慎独是对护士护理道德水平的考验。提升护理道德修养境界,贵在自觉,重在"慎独"。

2. 保密(keep secret) 是保守秘密和隐私,不对外泄露。护理伦理的保密体现了对病人隐私权、人格和尊严的尊重,它是护理伦理中最古老、最有生命力的医德范畴。保密主要表现在以下两个方面:

(1)保守病人的秘密:护士对病人由于医疗护理的需要而提供的个人秘密和隐私,不能随意泄露,更不能任意传播,或将其作为谈笑的资料。同时有责任采取有效的措施保证病人的秘密不被他人获得。如传染病必须根据《传染病防治法》向疾控中心报告,进行医学、护理方面的调研,经批准可以用病人的有关资料,但不可以公开病人的姓名,用头、面部照片时要经病人同意或遮盖双眼。否则,医护人员要承担由此造成的一切后果,甚至承担法律责任。

(2)对病人保密:这是一种保护性治疗措施。主要是指对一些患有预后不良疾病的病人采取隐瞒性的做法。护士对目前尚不能治愈的疾病,为使病人在有限的生命中愉快地度过人生,应向其保守病情的秘密,给病人生的希望是医护工作者的神圣职责。但护士有必要把治疗的种种后果详细地向病人家属说明,不能隐瞒,避免造成不必要的医疗纠纷。

保密对良好护患关系的建立、促进病人康复起着积极的作用。首先,护士做到保密,可以取得病人及其家属的信任,为建立良好的护患关系提供了基础;其次,保密可以使护患之间更好地交流和合作,提高疗效,促使病人早日康复。

(四)荣誉与幸福

1. 荣誉(honour) 指护士履行了社会义务之后,得到社会的表扬、奖励和赞许。它不仅是人们或社会对护士道德行为的社会价值的客观评价,而且也包含了护士道德情感上的满足意向,它是护士知耻心、自尊心和自爱心的表现。护理伦理荣誉观包括以下几个方面:

(1)它建立在护士全心全意为人民服务的基础上:护士只有热爱护理事业、全心全意为人民的健康服务,并在自己的岗位上作出贡献,获得社会的褒奖,才是真正的荣誉。如果采取投机取巧,甚至不择手段地骗取暂时的荣誉,不是真正的荣誉。

(2)它是护士个人荣誉和集体荣誉的统一:护士个人荣誉同集体荣誉是分不开的。个人荣誉包含着集体的智慧和力量,是群众和集体才能的结晶。同时,集体荣誉也离不开每位护士所作出的贡献。集体荣誉是个人荣誉的基础和归宿,个人荣誉是集体荣誉的体现和组成部分。因此,在荣誉面前,每位护士都要首先想到他人、集体,保持谦让的态度。同时,在集体荣誉中,要看到每位护士为集体作出的贡献,并根据贡献大小,给予个人应得的荣誉。

(3)护士在荣誉面前应保持清醒头脑,谦虚谨慎,戒骄戒躁:荣誉只是过去工作的印记,是集体或社会给予的对过去工作的肯定,并不代表护士未来的荣誉,荣誉的获得在于贡献而不是索取。因此,获得荣誉的护士要保持谦逊的态度,谦虚谨慎,戒骄戒躁,继续努力,才能保持荣誉。

荣誉对护士的作用主要表现在两个方面:一是评价作用,荣誉通过社会舆论的力量,旗帜鲜明地表明集体、社会支持什么,反对什么。因此,它可以促使护士关心自己行为的社会后果,并严格地要求自己,以便自己的行为获得社会的肯定和赞许。二是激励作用,荣誉不但可以促使荣誉的获得者更加严格地要求自己,努力保持自己的荣誉,进行新的追求,而且它作为一种精神力量将激励广大护士关心荣誉、争取荣誉,从而形成一种积极向上的正气并推动广大护士不断进步。

2. 幸福(happiness) 是人们在物质生活和精神生活中,由于感受和理解到理想目标的实现而在精神上得到的满足。护士的幸福是以自己的辛勤劳动实现从事福利事业的人生价值而感受到的精神上的满足。护理伦理幸福观包括以下几个方面:

(1)物质生活幸福和精神生活幸福的统一:护士对幸福的追求,既包含着物质生活条件的改善与提高,也包含着精神生活的充实,只有用高尚的精神生活去指导和支配物质生活,才能真正感受到生活的意义和快乐。护士在职业服务中获得应有的物质报酬,从病人的康复中获得精神上的满足,以实现护理工作的价值,从而感受到幸福和快乐。因此,护士的幸福观是物质生活和精神生活的统一。

(2)个人幸福和集体幸福的统一:国家富强和集体幸福是个人幸福的基础,个人幸福是集体幸福的体现。离开集体幸福,护士个人的幸福是无法实现的。在强调集体幸福高于个人幸福的前提下,护理管理者应关心和维护护士的幸福,积极创造条件,保障护士能自由充分地发挥自己的才能和智慧,达到个人幸福和集体幸福的统一。

(3)创造幸福和享受幸福的统一:劳动和创造是幸福的源泉,护士只有在为病人的服务中,通过辛勤劳动、精心护理,使病人恢复健康,得到社会的肯定,才能获得物质上和精神上的满足和享受,贡献越大,获得越多。因此,护士的幸福寓于职业劳动和创造的过程中,它是创造幸福和享受幸福的统一。

护理伦理幸福观对促使护士自觉地履行护理道德义务和树立正确的苦乐观具有积极意义。树立正确的职业道德幸福观,就能将个人的幸福建立在崇高的职业生活目标和职业理想的追求上,体现在救死扶伤、防治和护理疾病的平凡而伟大的职业劳动中,就会正确处理个人幸福和集体幸福的关系,从而自觉地履行护理道德义务,从病人及家属的欢乐和社会的评价中获得幸福。

(白瑞婷)

自测题

1. 对护士在具体的护理实践活动中应遵循的伦理规范，下列描述**不正确**的是
   A. 热爱专业，忠于职守
   B. 文明礼貌，举止端庄
   C. 尊重病人，一视同仁
   D. 个人奋斗，独断行事
   E. 钻研技能，精益求精
2. 以下的选项中**不是**护理伦理基本原则的内容是
   A. 防病治病
   B. 降低职业危险，保护自身安全
   C. 救死扶伤
   D. 实行社会主义人道主义
   E. 全心全意为人民身心健康服务
3. 护士义务和权利中**不包括**
   A. 履行自己的义务
   B. 保证治疗效果
   C. 保证病人平等医疗权
   D. 保证病人医疗权的实现
   E. 保证病人身心健康
4. 不伤害原则具有
   A. 相对性
   B. 绝对性
   C. 可避免性
   D. 可逆转性
   E. 所指的对象不包括病人的家属
5. 关于护理情感，正确的说法是
   A. 它与护理义务无关
   B. 它以护士个人的需要为前提
   C. 它应能满足病人的一切需要
   D. 它是护士的盲目冲动
   E. 它是护士内心体验的自然流露
6. 最先提出“不伤害原则”的西方医学家是
   A. 盖伦
   B. 维萨里
   C. 白求恩
   D. 桑德斯
   E. 希波克拉底
7. 我国古代儒家创造出来的具有我国民族特色的自我修身方法是
   A. 情感
   B. 良心
   C. 审慎
   D. 慎独
   E. 忠诚
8. 下列选项中**不属于**护士伦理义务的是
   A. 对病人的义务和对社会的义务的统一
   B. 为病人解释说明的义务
   C. 为病人解除痛苦的义务
   D. 接受病人或他人的财务贿赂
   E. 为病人保密的义务
9. 护理伦理的情感是指护士对护理活动中的个人行为或他人行为进行评价时所产生的心理反应，情感中最高层次的护理情感是
   A. 责任感
   B. 同情感
   C. 事业感
   D. 幸福感
   E. 真诚感
10. 护理实践中，审慎至关重要，它并**不意味**着

A. 周密细致
B. 行为之前的周密思考
C. 行为过程中的谨慎认真
D. 反复思考,不能作出果断的决定
E. 护士高度责任心和事业心

11. 护理伦理道德的基本原则**不包括**的是
A. 无伤原则
B. 行善原则
C. 公正原则
D. 尊重原则
E. 平等原则

12. 护理伦理中最古老、最有生命力的医德范畴实施是
A. 医疗保密
B. 医疗公正
C. 医疗权利
D. 医疗荣誉
E. 医疗义务

13. 属于护理伦理基本范畴的是
A. 有利、公正
B. 等价交换
C. 权利、义务
D. 廉洁奉公
E. 医乃仁术

14. 关于不伤害原则,下列说法**错误**的是
A. 是相对的不伤害
B. 所指的对象不包括病人的家属
C. 所指的伤害包括身体、心理、精神方面
D. 在护理实践中的任何环节都不要造成伤害
E. 不伤害原则就是针对责任伤害而提出的

15. 属于护理伦理基本规范的是
A. 无伤、公正
B. 知情同意
C. 权利、义务
D. 廉洁自律
E. 审慎、保密

第四章　护理人际关系伦理

学习目标

1. 具有尊重病人、与病人换位思考的意识和基本能力。
2. 掌握护患关系模式、护患关系伦理要求。
3. 熟悉护患关系概述、护士与护士关系伦理、护士与医生关系伦理。
4. 了解护士与其他同事关系伦理、护士与社会关系的内容及伦理要求。
5. 学会处理护理人际关系。

护士在从事执业活动中要与他人建立各种各样的关系，如护士与病人之间的关系、护士与护士之间的关系、护士与医生之间的关系、护士与医技人员之间的关系等。护理人际关系伦理与规范是护理伦理的核心内容，它对提高医疗护理质量，促进医院精神文明建设、提高社会效益都具有重要作用。

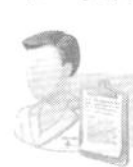

案例与思考

案例：

王女士，65 岁。既往有心绞痛病史。某日上午 9 时，因突发心前区剧烈疼痛，自行含服速效救心丸后无效，被家人紧急送往医院。入院后立即行心电图、血清心肌坏死标志物检查，提示急性心肌梗死。刘护士遵医嘱为病人静脉输液，但两次穿刺均未成功，病人表情痛苦，家属焦急万分。赵护士见状后迅速过来帮忙，一针见血，大家终于松了一口气。

刘护士再次来到病人床旁，告诉病人现在是急性期，要绝对卧床休息，避免情绪激动，以防病情加重。病人和家属对其讲解表现出明显的不信任。

思考：

刘护士应如何运用护理伦理知识并采取有效措施重新赢得病人及家属的信任？

第一节　护患关系伦理

一、概述

护患关系（the relationship between nurses and patients）是以护士为主体的群体与以病

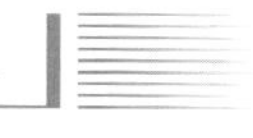

人为中心的群体之间建立起来的医疗卫生保健供求关系，护士一方可以是护士、护士长、护理部主任，病人一方可以是病人、监护人及其他亲属、陪护人以及与病人有直接关系的其他个人或组织。了解并掌握护患关系伦理，对于建立良好的护患关系具有重要的意义。

（一）护患关系的历史演变

在人类历史上，自从出现了护理活动，也就有了护患关系。在不同的历史时期，由于受到社会政治、经济、文化、思想道德观念和医学发展水平等因素的影响，护患关系呈现出不同的特点和发展趋势。

1. 古代医学中的医(护)患关系　在古代，医生一人兼任医师、护士和药剂师的工作，医、药、护不分工，医生直接与病人接触，没有医疗仪器设备介入，医生将病人视为一个有机整体，对病人的疾病整体考虑、全面负责，体现了朴素的医学整体观。

2. 近代医学中的医(护)患关系　欧洲文艺复兴运动以后，医学从自然哲学中分离出来，形成了独立的学科体系。随着医学科学技术的迅速发展，形成了以生物学为基础的生物医学模式。医护人员从人的生物属性来认识健康和疾病，医(护)患关系呈现出三种趋势：

(1)物化的趋势：由于医护人员对医疗仪器设备产生了较大依赖，使医(护)患之间的交流很大程度上被人与物之间的关系所替代，交流机会减少，淡化了双方情感，医(护)患关系在某种程度上被物化了。

(2)分解的趋势：医学分科日益细化，医护人员共同承担疾病的诊断、治疗和护理，分解和弱化了古代医(护)患之间稳定、单一的关系。

(3)病人与疾病分离的趋势：医护人员单纯从生物因素探求疾病的病因，忽视了病人的心理、社会因素，工作中"只对病，不对人"，医(护)患双方人与人之间的关系被人与疾病之间的关系所取代。

3. 现代医学中的护患关系　随着医学科学的进步、社会的发展以及生物-心理-社会医学模式的提出，护患关系呈现出以下特点：

(1)护患关系经济化：随着社会主义市场经济的建立和发展，卫生体制改革的不断深化，医院在重视社会效益的前提下，同时也考虑经济效益，强调经济效益与优质服务的统一，使得护患关系中经济关系的因素明显增强。

(2)护患关系法制化：随着我国法制建设的逐步完善，病人的法律意识、维权意识不断增强，相关部门已经制定了专项的卫生法规来规范护患双方的行为。

(3)护患关系多元化：随着生物-心理-社会医学模式和整体护理的实施，以及人们健康观念的不断转变，护士的工作内容不断扩展，在执行医嘱的同时，还为病人提供了健康教育、心理护理等多元化服务，以满足病人生物、心理、社会等多方面的需求。

（二）护患关系的发展趋势

随着社会的发展，人们对护士角色的期望越来越高。具备人际交往及人际关系处理的能力，不仅是建立和谐护患关系的重要因素，而且也是护士获得职业成功的重要保证。护患关系的发展具有如下趋势：

1. 护患关系情感化趋势　随着人们对人文护理需求的增加，护士在应用高科技医疗设备的同时，加强职业道德修养，主动关心病人，满足病人心理、社会方面的需求，做到技术与情感的有机统一，不因这种"人机"化关系而隔断与病人的沟通交流，把人文关怀融入医疗护理的全过程。

2. 护患关系平等化趋势　随着现代社会中病人的权利意识和参与意识日益增强，护患关系的平等化趋势愈加明显，护患双方在相互尊重的基础上，平等协商，共同制订护理目标和措施，以获得理想的护理效果。“指导-合作型”、“共同参与型”护患关系模式将成为护患关系的主流。

3. 护患关系社会化趋势　随着人类疾病谱的转变及“21世纪人人享有卫生保健”战略目标的提出，护理实践范围不断扩大，护理功能不断增强，护士将不仅承担疾病的诊疗护理，而且还需承担预防保健、健康促进、康复训练等服务。护士走出医院，走向家庭、社区和社会的趋势日益明显。护士需要在学习和掌握医学专业知识和技能的同时，不断提高人文素养，以便更好地服务社会。

（三）护患关系的特点与实质

1. 护患关系的特点　护患关系是一种双向的、特定的专业性人际关系，具有以下特点：

（1）目标的一致性：病人就医的目的和护士为病人提供专业护理服务的目的是一致的，都是为了减轻病人痛苦、治疗疾病、恢复和维护健康。如果没有护士，病人的诊治护理需求无法得到满足；同样如果没有病人，护士的价值也就无从体现。由此可见，在护患关系中双方的总目标是一致的，且相互依赖、缺一不可。

（2）利益和价值的统一性：护患双方的利益是相互依存的，双方在实现目标的过程中，必须通过对方获得价值的满足。护士利用自身的医学专业知识和技能为病人提供医疗护理服务，解除病人的痛苦，获得应有的经济利益，也实现了自身的社会价值，得到精神上的愉悦和满足；同样，病人支付了医疗费用，在医护人员的帮助下满足了自身健康的需求，继续实现自身价值。可见，护患双方各自利益的满足和社会价值的实现是相互影响、相互依赖和相互统一的。

（3）人格和权利的平等性：在护患关系中，护患双方的人格尊严、权利是平等的，并且都受到道德的维护和法律的保护。护士不能因为职业的优越感以“恩赐者”自居，应把病人放在与自己平等的地位，尊重病人的医疗权利，一视同仁地提供护理服务；病人也应尊重护士的人格和劳动，并积极配合诊疗护理，共同完成维护健康的任务。

（4）知识的不对称性：护患双方医学知识和能力具有不对称性，护士拥有医学专业知识和技能，而病人对此却知之甚少或一知半解。从这个意义上说，护士往往处于主导和支配的地位，病人则处于相对劣势、被动和依赖的地位。

（5）矛盾的必然性：护患冲突或纠纷具有不可避免性。护患双方信息不对称，在地位、文化水平、性格特点、价值观以及法律意识等方面存在差异，对医疗卫生保健活动及其行为方式、效果的理解不同，对对方的期待不同，护患间可能产生隔阂、矛盾或冲突，如果不能及时有效地调节甚至可能造成医疗纠纷。

2. 护患关系的实质

（1）契约关系：从法律上说，护患关系是契约关系。病人到医疗机构挂号就医后，基于医患双方法律地位的平等性和医护人员对专业职责的认可与承诺——病人利益至上，双方形成了明确和既定的医患契约关系。在这种关系中，护患双方拥有独立的人格，以尊重彼此的权利与履行各自的义务为前提，在法律的框架下以契约的方式忠实于彼此的承诺。

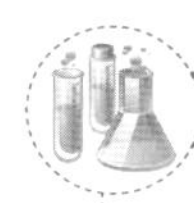
知识窗

医患契约关系

由于医学服务的专业性和疾病发展过程的复杂性和动态性，医患之间的契约关系不同于一般民事上的契约关系。国家为保障病人的身心健康，在相关法律法规中对医务人员的行为做出了一些强制性的规定。例如《中华人民共和国执业医师法》第24条规定："对急危病人，医师应当采取紧急措施进行诊治，不得拒绝急救处置。"医务人员签订契约并不表明只是简单地履行签字程序，而是真正地树立敬业精神，遵守职业道德，履行专业职责，在病人生命处于危险之中时，能够切实地为其健康负责。

（2）信托关系：从伦理上说，护患关系是信托关系。护患信托关系是护士和医疗机构受病人的信任和委托，保障病人在诊治、护理过程中的健康利益不受损害并对其有所促进的一种关系。信任在先，托付在后，在这种关系中，病人抱着极大的信任，将自己的生命和健康交托给医护人员和医疗机构，甚至把自己的隐私告诉医护人员，这就促使护士要努力维护病人的健康，完成病人的信托。和谐护患关系的基础是尊重和信任，护患之间只有相互尊重、相互信任，才能共同战胜疾病，信则两利，疑则两伤。

二、护患关系内容与模式

（一）护患关系的内容

护患关系包括技术性关系和非技术性关系两个方面。

1. 技术性关系　是指护患双方在进行一系列护理技术活动过程中建立起来的，以护士拥有相关的护理专业知识和技术为前提的一种帮助与被帮助的关系。在这种关系中，护士是服务的提供者，占据主导地位；病人是服务的接受者，处于从属地位。技术性关系是建立良好护患关系的前提和基础，是维系良好护患关系的桥梁和纽带。

2. 非技术性关系　是指在实施护理服务过程中，护士与病人由于社会、心理、教育、经济等多种因素影响所构成的互动关系。非技术性关系主要通过护士的服务态度和工作作风等来体现。良好的非技术性关系是技术性关系的保障，可为护患技术活动的开展创造有利条件。这种关系主要包括道德关系、利益关系、价值关系、法律关系、文化关系等方面。

（1）道德关系：道德关系是护患非技术性关系中最重要的内容。为了协调护理活动中护患之间的关系，双方都应该按照一定的道德原则和规范约束自身的行为，履行各自义务，自觉尊重和维护对方的权利和利益。护士应具有高尚的职业道德，具有一定的奉献精神，尊重和关爱病人，保护病人的隐私。病人也应该遵守就医道德，尊重护士的劳动，履行道德义务，自觉维护正常的诊疗秩序。护患交往时，病人因就医需求在心理上往往处于弱势地位，护士因具有知识优势则往往处于主导地位，这就要求护士应承担更多的道德责任，给予病人更多的人文关怀。

（2）法律关系：在护理活动中，护患双方在法律范围内行使各自的权利，履行相应的义务。在法律面前，双方处于平等地位，不论是护士还是病人，必须遵守有关法律法规，如超越法律法规允许的范围，就要承担相应的法律责任。同时，学会用法律武器保护自己的正当权益，当任何一方的正当权益受到侵犯时，可依法追究对方责任。如护士因未遵守诊疗护理规范和部门规章制度，对病人造成不应有的伤残、死亡等，病人和家属可依法追究护士的法律责任并要求赔偿。同样,护士在正当的执业活动中,如受到病人及家属的无礼辱骂、殴打等,可通过法律途径寻求保护。

(3)价值关系:护患关系是建立在护士与病人互动的基础之上,护患双方的价值观不同,会导致对健康、疾病以及医疗护理行为等产生不同的看法,甚至产生矛盾和分歧。在护理活动中,护士应尊重病人的人格和价值观,站在病人的角度理解病人的痛苦和感受,从病人的健康利益出发,运用护理知识和技能为病人提供优质的护理服务,促进其恢复健康;病人应尊重和理解护士的辛苦与付出,积极配合诊疗与护理,促使护患关系良好发展。

(4)利益关系:护患双方在相互作用的过程中发生了物质和精神两方面的利益关系。一方面护士付出体力和脑力劳动,为病人提供护理服务获得正当经济报酬,同时也因解除了病人的痛苦,在心理上获得了满足;另一方面病人支付了规定的医疗费用,得到了相应的医疗护理服务,病痛得以解除,重获健康。需要强调的是,护患之间的利益关系不同于市场经济中商品的买卖关系,护士在任何时候都应以病人的健康利益为重。

(5)文化关系:护患双方存在着各种各样文化背景的差异,这种差异会导致双方在许多问题上产生不同的看法,甚至产生误解或矛盾,影响到护理活动。因此,彼此间的相互尊重和体谅尤为重要,特别是护士从治病救人的职业性质出发,更应该尊重病人的宗教信仰、风俗习惯,满足不同文化背景病人的需要。这对建立和谐的护患关系十分重要。

在实际护理工作中,护患技术性关系和非技术性关系相互作用、相互结合,片面强调一方面否定另一方的做法都是错误的。

(二)护患关系的模式

美国学者萨斯和荷伦德曾发表题为《医患关系的基本模式》一文,将医患关系模式分为主动-被动型、指导-合作型、共同参与型三种,这三种模式同样适用于护患关系。

1. 主动-被动型　这是在生物医学模式的影响下形成的一种古老的护患关系模式,其特征是"护士为病人做什么"。在该模式中,双方关系犹如父母与婴儿之间的关系,护士处于专业知识的优势地位和诊疗护理的主动地位,病人处于被动接受的地位,一切听从护士的处置和安排。此模式有益于发挥护士纯技术的优势,但因过分强调护士的权威性,忽略了病人对自身疾病诊疗护理的主观能动作用,否定了病人的个人意志,可能影响护理质量,并为护患纠纷埋下隐患。此模式主要适用于危重、昏迷、休克、痴呆、某些精神病病人及婴幼儿等不能或没有能力表达自己主观意愿的病人。

上述病人难以表达自己的主观意愿,无法对诊疗护理方案进行选择和监督。因此,在实施护理活动的过程中,护士应有高度的责任心和同情心,恪守慎独,严格遵守医院规章制度和诊疗护理规范,严密观察病人的病情变化、药物的疗效和不良反应。同时,加强整体观念,重视沟通交流,及时、安全地为病人提供优质的护理服务。

2. 指导-合作型　这是目前护患关系的主要模式,将病人视为具有生物、心理、社会属性的有机整体,其特征是"护士告诉病人应该做什么和怎么做"。在该模式中,双方关系犹如父母与儿童的关系,护士根据病人病情决定护理方案和措施,对病人进行健康教育和指导,病人接受护士的指导并密切配合,主动向护士提供疾病方面的信息及对治疗、护理的建议和要求。护患双方都具有主动性,但病人的主动性是以主动配合、执行护士的意志为前提,护士仍占有主导地位。该模式的进步意义在于能较好地发挥护患双方的积极性,提高疗效、减少差错,有利于建立信任、合作的护患关系,但总体上护患双方的权利仍有较大的不平等性。此模式主要适用于急性病病人和外科手术后处于恢复期的病人。

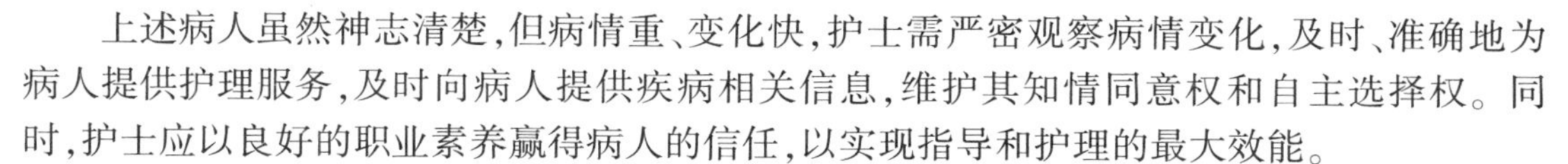

上述病人虽然神志清楚，但病情重、变化快，护士需严密观察病情变化，及时、准确地为病人提供护理服务，及时向病人提供疾病相关信息，维护其知情同意权和自主选择权。同时，护士应以良好的职业素养赢得病人的信任，以实现指导和护理的最大效能。

3. 共同参与型　这是一种双向、平等、新型的护患关系模式，是在生物-心理-社会医学模式和以人的健康为中心的护理理念的影响下形成的，其特征是“帮助病人自护”。此模式中护患关系如同成人与成人之间的相互关系，护患双方具有大致相等的主动性，共同参与护理过程的计划和实施，共同承担风险，共享护理成果。此模式有助于护患双方的理解沟通及良好护患关系的建立，有利于提高护理质量，是护患关系中一种理想的模式。此模式主要适用于具有一定文化知识的慢性病病人。

上述病人具有一定的自我护理能力，护士应充分尊重、鼓励病人独立完成某些自理活动，发挥其主观能动性，恢复其信心与自理能力。尽管病人对自身疾病的诊疗护理比较了解，但由于受到医学专业知识缺乏和个性特征等主客观因素的影响，会产生一些不适宜的角色行为，可能对生命或健康构成危害或威胁，护士应及时给予正确指导，必要时行使特殊干涉权。

以上三种护患关系模式在它们特定的范围都是正确、有效的，但不是固定不变的，护士应根据病人的具体情况、疾病的不同阶段，选择适宜的模式，以达到提高护理服务质量的目的。

三、护患关系影响因素与伦理要求

护患关系是护理执业关系中最为重要的一种人际关系。相互信任、相互尊重的护患关系能提高护患之间的合作程度，有助于有效地实施各项护理措施。和谐的护患关系对病人是一种良好的社会心理支持，也有利于提高护士的工作积极性。

（一）护患关系的主要影响因素

1. 护士方面　主要包括技术因素和非技术因素两个方面。

（1）护士的技术因素：扎实的专业知识、精湛的护理技术是保证护理安全和护理质量、避免护患冲突的关键因素之一。病人遭受着极大的身心痛苦和压力前往医院，希望获得及时有效的诊疗和护理。如果护士缺乏足够的专业知识和临床经验，不能及时准确地发现病人病情变化而导致延误诊断和治疗；或在治疗过程中，缺乏过硬的护理技术，给病人增加了不必要的痛苦和麻烦；或因为没有严格执行查对制度，医嘱执行失误而造成差错事故等，均会引起病人及家属的不满，导致护患关系紧张甚至引发护患冲突。

（2）护士的非技术因素：个别护士服务理念差、服务意识淡薄，对病人的痛苦和需求反应麻木，与病人交流态度冷漠、缺乏耐心；缺乏沟通技巧，对需要实施的护理方法、措施等不能运用通俗易懂的语言有效地与病人进行沟通，使护患双方对信息的理解不一致，导致沟通不畅；个别护士责任心不强，不能认真执行操作规程；忽视病人心理，未能有效维护病人的各项权利，如知情同意权、隐私保密权等，不愿与病人接触和交流，将病人置于被动接受治疗的位置；职业道德欠佳，对病人缺乏应有的尊重和同情，对不同地位、不同经济状况的病人不能一视同仁。这些都会引起病人及家属的不满，导致护患关系紧张，为护患冲突埋下隐患。

2. 医院管理方面　护理人力资源缺乏，护理管理制度不够完善，护士忙于疾病的治疗和基本护理工作，无暇顾及与病人沟通，顾此失彼，病人合理的需求得不到及时有效的满足；

医院布局不合理，病人进医院如同进迷宫，病房卫生设施不配套；医院收费不够合理透明；各种高新技术设备、新型药物等在临床上大量应用，以及一些医院片面追求经济效益，开大处方，进行不必要的全面检查、重复检查，或过度治疗等，极大地加重了病人的经济负担，引发了病人的不满情绪，导致护患关系紧张。

3. 病人方面　个别病人就医行为不够文明，不能很好履行其应尽的义务；不尊重护士的人格和劳动，不遵守医院规章制度，不能很好地配合诊疗护理工作。如不向医护人员提供真实的病史、病情资料，不遵医嘱，出现不良后果时，又将责任推向医护人员，造成护患关系紧张；个别病人不能有效控制不良情绪，向医护人员发泄而导致护患冲突；病人对疗效的期望值过高，但由于受医学发展水平的限制，医疗服务具有不可预测性和不可控制性，部分病人会出现疾病诊断困难，治疗效果不明显，出现病情恶化甚至死亡。当疗效不符合病人及家属的期待时，个别人不能客观理性地看待医疗护理过程，不能正确理解生死的自然规律，认为医护人员不负责任，无端指责，引发护患矛盾，严重的甚至导致误解性医疗纠纷。

4. 社会方面　医疗卫生经费投入不足，造成医疗机构公益性淡化。目前，我国基本医疗保障制度覆盖全民，但医疗保险报销比例不是很高，病人的医疗费用负担较重，成为影响护患关系的重要原因。医疗卫生资源配置不合理，基层医疗卫生机构的服务质量和医疗条件不能满足群众的就医需要，致使大量病人涌向城市大医院，造成大医院超负荷运转，导致挂号、交费、检查排队时间长和看病时间短、沟通解释时间短，“三长两短”的现象往往容易引起病人的不满而迁怒于医护人员，这常常是影响护患关系的最直接的“导火索”。

护患关系紧张或冲突，势必会影响到护士的工作积极性以及正常的诊疗护理工作秩序，影响到护理质量与护理安全，影响到病人的康复。要想从根本上减少护患冲突，需要护士、病人、医疗机构、政府、社会等携起手来，多管齐下，综合治理，共同构建和谐的护患关系。护士应加强业务学习，转变服务理念，提高道德修养与沟通技巧，不断完善自我，认真履行自己的职责和义务。病人应尊重护士的人格和尊严，理解、配合护士的工作，文明就医，客观理性地对待治疗护理效果。医院应增加收费的合理性和透明度，加强和完善护理管理制度，合理配置护理人力资源，提高护理管理的科学化水平，以满足病人合理的需求，提高病人满意度。各级政府及相关部门应增加卫生资源的投入，引导优质医疗资源向基层流动，建立起真正有效的分级诊疗模式，缓解“看病贵、看病难”的问题。

（二）护患关系伦理要求

1. 爱岗敬业，技术精湛　护理工作的好坏关系到病人的生命安危和家庭的悲欢离合，护士应认识到护理工作的重要性，对自己的职业保有一种荣誉感、责任感。护理工作具有较强的科学性、技术性，要达到解除病痛、恢复健康、提高医学服务对象的生命质量和价值的目的，护士不仅需要具有为人民健康服务的良好意愿和思想，更需要有治病救人的真才实学。德术并举是合格护士的永恒标准。古人云：“为医之道，非精不能明其理；非博不能至其约，医本活人，医术不精，反为夭折。”护士应自觉意识到自己对病人、对社会所负的道德责任，为病人的生命健康负责，不断加强业务学习和技能训练，汲取新理论、新知识、新技能，提高自身的专业技术水平，丰富临床经验；不断丰富与护理有关的人文科学等方面知识，不断创新并进行护理科学研究，探索优化护理服务模式；以严肃认真的工作态度、严谨扎实的工作作风、科学有效的工作方法，兑现自己的誓言，为病人提供安全、及时、有效的优质护理服务。

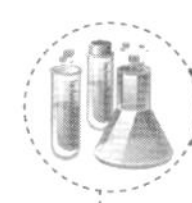

知识窗

《医学生誓言》

（1991年中华人民共和国国家教育委员会高等教育司颁布）

健康所系，性命相托。当我步入神圣医学学府的时刻，谨庄严宣誓：我志愿献身医学，热爱祖国，忠于人民，恪守医德，尊师守纪，刻苦钻研，孜孜不倦，精益求精，全面发展。我决心竭尽全力除人类之病痛，助健康之完美，维护医术的圣洁和荣誉。救死扶伤，不辞艰辛，执著追求，为祖国医药卫生事业的发展和人类身心健康奋斗终生。

2. 举止端庄，语言文明　在护理活动中，病人对护士首先感受到的是仪表、举止、风度、语言等外在表现。衣着整洁、精神饱满、自信和蔼、言行得体、操作娴熟、遇事冷静、忙而不乱，会赢得病人的信任与尊重，犹如阴冷天气中的灿烂阳光，能够给病人带来抚慰和希望，有利于良好护患关系的建立。语言艺术是护患双方营造和谐氛围、增进相互理解信任、减少和防范纠纷的重要内容。护士应注重语言修养，做到简洁明确、规范易懂、科学严谨，善于使用鼓励性、安慰性、解释性、礼貌性、积极暗示性的语言，选择最佳的沟通方式，称呼得体，善于倾听，同时注意体态语言的作用，给忧郁的病人送去安慰和鼓励，给痛苦的病人送去温暖和帮助，给危重病人送去信心和力量。

3. 尊重病人，一视同仁　尊重病人是医学人道主义的核心内容，体现了以人为本的医疗观念。尊重病人主要表现在三个方面：一是尊重病人的生命，把维护病人生命、解除病人痛苦当作自己的天职。二是尊重病人的人格，不论病人年龄大小、地位高低、病情轻重、钱财多寡、关系亲疏，都一视同仁，主动周到，文明服务，礼貌待患。三是尊重病人的权利，并成为病人权利的忠实维护者。

4. 以人为本，保护隐私　以人为本体现在护理工作中要以病人为中心，同情、关心、救助病人，珍惜人的生命与健康。护理工作是一项健康所系、性命相托的职业，因此护士应有高尚的职业道德，设身处地地为病人着想，了解病人的思想、情感，同情理解病人的疾苦，尊重病人的人格和权利，善于站在病人的角度分析和考虑问题，满足病人的合理需要。护患沟通和疾病的诊疗护理过程中，护士会了解到有关病人的隐私和秘密，在不损害社会公众利益的前提下，应尊重和严守病人的隐私，不得随意将病人的个人信息以任何方式泄露给与诊疗护理无关的其他人员。保护病人隐私，既是对护士职业道德层面的要求，也是对护士履行法定义务的要求。否则，护患交往就丧失了信任的前提，导致良好护患关系难以建立甚至会发生冲突。同时，一些需要暴露病人隐私部位的检查和护理操作，应对病人耐心解释，取得配合，尽量减少暴露部位，并注意遮挡。

5. 廉洁奉公，尽职尽责　救死扶伤是护士的天职，护士应竭尽全力除人类之病痛，助健康之完美，不能把医疗护理作为谋取个人私利的手段，应以廉洁行为维护医术的圣洁，维护白衣天使的社会信誉和形象，坚持原则，维护服务对象的利益。明确自己的职责，工作中严肃认真、一丝不苟，严格执行消毒隔离制度、查对制度、各项护理常规和工作制度，做到准确无误，预防护理不良事件的发生。工作中不放过任何一个可疑环节，不放过任何一个有利的治疗时机。

6. 理解家属，耐心解释　疾病不仅给病人带来身心痛苦，同时也会给家属带来精神上的压力和负担，尤其是那些因突发事件导致的危重症病人和患有不治之症病人的家属。一般情况下，按照我国医疗保护的惯例，对于心理承受能力较差的不治之症病人的病情和预后，临床上常采用“越过式沟通”，不直接告诉病人而是首先告知病人家属，病人家属要承受着巨大的心理压力。护士应理解他们的心情，尽可能地提供帮助，尽最大的努力为病人提供优质护理服务，减轻家属的心理负担。病人家属的情绪、护士与病人家属的关系直接影响到病人的心理以及病人对诊疗护理的依从与配合。病人家属由于缺乏疾病的防治知识，当亲人生病后，他们可能会变得焦虑、恐惧，甚至不知所措。护士应尊重和理解病人家属的情感，主动提供帮助，适当如实地介绍病人的病情、检查、诊疗护理措施、医疗风险及预后，求得病人家属的配合，当家属对诊疗护理措施不理解时，护士应给予耐心细致的解释。对家属提出的合理要求，尽力给予满足，因条件所限难以做到的，应做好解释取得谅解。当家属提出的要求与政策法规及本院制度相悖时，应耐心讲解，以平等的态度交换意见，争取理解，营造和谐氛围。

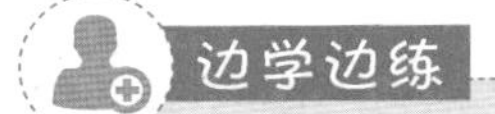

实训一　角色扮演与案例讨论

第二节　护士与同事的关系伦理

现代医疗护理活动是以病人为中心的群体活动，这个群体包括护士、医生、医技人员及行政后勤人员等。虽然各类人员分工和职责有所不同，但目标一致。护士在为病人提供身心整体护理时，需要其他各类人员密切配合。同时，护士除了承担诊疗护理工作之外，也要协作完成各项诊疗处置和辅助检查等工作。因此，护士需要与各类医护人员建立良好的人际关系，共同承担起为病人健康服务的责任。

一、护士与护士关系伦理

护士相互之间的关系又称护际关系，它包括同一科室护士之间、不同科室护士之间以及护理管理者与护士之间的工作关系。良好的护际关系，可使护士心情舒畅，工作积极性、主动性和创造性得到充分发挥；可使护士互通信息，相互启发，工作中主动配合，对于圆满完成护理任务、提高护理服务质量具有重要意义。建立良好护际关系的伦理要求有以下内容：

1. 彼此尊重，相互学习　护理工作具有目的的同一性、工作的协调性、业务的竞争性等特点。护士彼此应以诚相待，相互尊重和支持，相互切磋业务技术，总结工作经验，共同提高。不同年龄、不同资历的护士各具优势，各有所长，应相互学习，取长补短。资历深、职称高、经验丰富的护士应关心、爱护、指导年轻护士，关心他们的提高和成长，使其尽快提高专业技术水平及处理临床实际问题的能力，帮助他们解决在工作和生活中的实际困难，关心他们的提高和成长，使其尽快提高专业技术水平及处理临床实际问题的能力；年轻护士应谦恭礼让，虚心向年长的护士学习，多请教，多在实践中观察，提高执业能力；维护同行在病人及家属心目中的威信，切忌相互拆台、相互贬低。护理管理者既是护理工作的管理者，更是护际关系的协调者，在工作中，应以身作则、率先垂范、严于律己，对科室护士既要严格要求、又要关心爱护，知人善用，以理服人；护士应尊重领导，服从管理。在护理工作中，护士之间应正确对待荣誉、困难与责任，出现困难时，共同承担，出现差错事故时，勇于承担自己的责任。

2. 团结协作，病人至上　护理工作具有连续性、完整性的特点，护理任务的完成，不仅依赖于护士个人的专业素质和能力，而且还需要护士团结协作，相互配合。出现困难时，相互帮助，发现问题和护理漏洞时，相互提醒补救，共同维护病人安全。当遇有突发事件或对

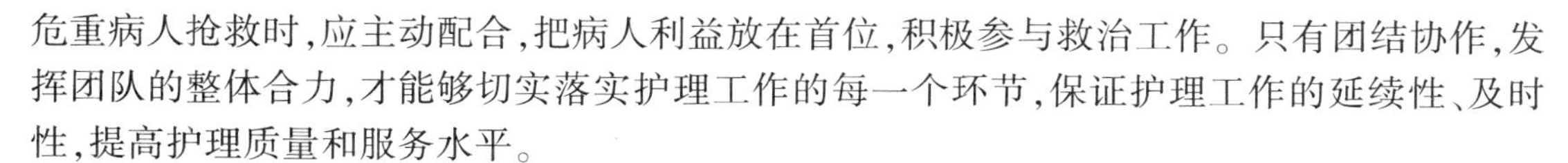

危重病人抢救时，应主动配合，把病人利益放在首位，积极参与救治工作。只有团结协作，发挥团队的整体合力，才能够切实落实护理工作的每一个环节，保证护理工作的延续性、及时性，提高护理质量和服务水平。

3. 分工明确，各司其职 护理工作是一项精细的工作，既要强调团结协作，又要强调分工明确，各尽其责。这是护理工作制度化、秩序化、规范化的重要保证。护士应按照各自的分工和职责，坚守岗位，恪尽职守。切忌工作中拖延、推诿、不负责任，将自己该做的工作推给别人做，影响整体护理质量。

二、护士与医生关系伦理

在护士与各类卫生人员的相互关系中，护士与医生的关系显得尤为重要。和谐融洽的医护关系，能够使医护人员在良好的氛围下钻研业务、相互学习，促进集体业务水平不断提高；能够彼此了解对方的专业特点，密切协作，最大限度地发挥团体效应，提高诊疗和护理效果；能够相互提醒、相互监督，防止差错事故的发生。建立良好医护关系的伦理要求有以下内容：

1. 相互理解，彼此尊重 医生的诊疗活动和护士的护理过程既有区别又有联系，既有分工又有合作，两者相互依存、相互补充、相互促进。现代医护关系已逐步形成新型的“并列-互补”型关系，护士执行医嘱只是医护合作的一种形式，并不说明护士从属于医生。护士在执行医嘱的同时，运用护理程序的工作方法主动为病人提供全面而有计划的身心整体护理，担负多重角色功能。护士与医生地位是平等的，各自特有的专业特长和社会功能是不能相互取代的。医护之间应该相互理解，彼此尊重，主动了解对方专业的特点，承认对方工作的独立性和重要性，积极配合工作。护士应尊重医生，在病人面前维护医生的威信，及时向医生汇报病人病情的变化，准确无误地执行医嘱，并对医疗工作提出合理的建议。医生应尊重护士的人格和尊严，尊重和支持护士的工作，重视护士提供的信息和合理建议。当医疗护理工作出现矛盾和争议时，医护之间应本着病人至上的原则进行沟通和协调。

2. 密切配合，团结协作 从病人就诊到住院治疗直至康复出院，每一项工作都需要护士和医生密切配合与协作。两者各自承担不同的任务和责任，医生主要负责疾病的诊断并制订合理的治疗方案，护士主要负责及时准确地执行医嘱，动态观察病人病情的变化、药物的治疗效果和不良反应等。尽管医护人员各自的任务和职责不同，但双方有着共同的服务对象和目标，医生制订的治疗方案为护理工作提供了依据，护士认真执行医嘱也为医疗工作提供了护理支持，只有将医生的正确诊断和护士的优质护理紧密结合起来，才能取得最佳的医疗效果。因此，医护双方应紧密合作，在制订诊疗护理方案时互通信息，使医生的诊疗方案与护士的护理计划一致，护士的护理措施能保证医疗方案的实施，最大限度地提高治疗效果。

3. 相互监督，彼此提醒 医疗过程关系到人的生命和健康，为了维护病人的利益，保证医疗护理安全，医护双方应该相互监督和提醒。护士执行医嘱时，应按规定核对医嘱，准确无误时，及时正确执行。一旦发现医嘱有误或不清楚，应当及时向开具医嘱的医生提出，不要只是停留在机械执行医嘱的水平上，如果明知医嘱有误不提出或由于疏忽大意未发现而执行，酿成严重后果的，护士将与医生共同承担法律责任。医生如果发现护士违反了诊疗护理规范、常规，应及时地加以提醒和制止。总之，医护之间应相互监督、彼此提醒，防止差错事故发生。对彼此出现的差错事故，应及时指出、制止和补救，以免酿成大错，绝不可幸灾乐祸、袖手旁观、包庇隐瞒，也不可相互指责或推卸责任。

三、护士与其他同事关系伦理

在临床实践中，护士除了要与医生保持良好的合作关系外，还要与非临床科室的医技人员和后勤保障部门的人员保持良好的沟通与协作。由于护士与医技、后勤人员的工作职责、工作性质和工作环境不同，对同一问题的看法和处理方式难免存在分歧，影响到相互之间的合作。要处理好护士与医技、后勤人员之间的关系，各方必须以病人利益为重，相互尊重，平等协作，共同提高医疗护理质量。护士与医技和后勤人员关系伦理要求如下：

1. 相互尊重，相互理解　护士与医技、后勤人员虽然专业不同，职责分工不同，但工作目标、服务对象相同；虽然工作性质不同，但没有高低贵贱之分，大家的劳动具有同等价值，都应该得到他人的尊重和理解。当工作有分歧时，都要本着实事求是的态度，及时分析原因，主动进行协商，找出妥善解决问题的方法，保证整个诊疗护理工作的正常运转。

2. 相互支持，密切配合　为了保证病人得到及时的诊疗和护理，护士与医技、后勤人员应相互支持、密切配合。护士应理解其他科室的工作特点，当对方的工作安排有困难时，在不影响病人诊疗护理的前提下，护士尽可能主动调整工作方案，为对方的工作提供方便；在为病人做检查前的准备工作或采集标本时，护士先应了解该项检查或检验的目的、方法和要求，尽可能按要求为病人做好准备或准确地采集标本并及时送检，以免给相关部门的工作带来不便。医技、后勤人员也应考虑到护理工作的重要性、紧迫性。医技人员应及时准确地提供辅助检查结果、药品供应，以保证病人能得到及时的治疗和护理；后勤人员应树立为医疗第一线做好服务的意识，自觉主动地做好后勤保障工作。

第三节　护士与社会关系伦理

随着医学模式和健康观念的转变，护理实践的范围不仅局限于医院，而且逐步扩大到家庭和社区，向个人、家庭和社会提供全方位的健康服务。护士的社会责任日益加重，与社会公共利益的关系更加密切密切。因此，护士与社会公共关系伦理也显得更加重要。

一、护士与社会关系的内容

（一）做好群众的健康教育工作

护士应向社区群众宣传党和政府的卫生工作方针，进行健康教育，普及卫生保健知识，提高全民的自我保健、自我护理能力，积极倡导有利于健康的生活方式和行为。

（二）做好群众的预防保健工作

随着社会的进步，人们对健康提出了更高的要求，做好预防保健工作，是医院社会化的体现，也是护理工作范围的拓展。护士不仅要重视对病人的治疗，而且还要重视疾病的预防，重视群体的卫生保健，积极开展预防接种、妇幼保健、老年保健、健康咨询、心理卫生指导等工作。

（三）做好社区群众的医疗服务工作

随着社会的发展和公费医疗制度的改革，会出现大量的社区卫生服务站及家庭病床。一些常见病、多发病、慢性病等病人，将会迫切需要护士为他们提供服务，护士应根据病人不同情况，积极地提供治疗、护理和康复等各种有效措施，促使和帮助病人恢复健康，提高生活质量。

（四）做好现场急救工作

对于重大自然灾害、公共卫生事件等严重威胁公众生命健康的突发事件，护士应当服从县级以上人民政府卫生主管部门或者所在医疗卫生机构的安排，积极提供技术指导，奔赴现场参与医疗救护，以履行医务人员的社会责任。一旦发现传染病，应本着对社会和群体负责的精神，迅速向有关部门通报，并在自己力所能及的范围内，果断采取隔离措施，控制疾病传播。

二、护士与社会关系的伦理要求

（一）热情服务，平等待人

护士在有关部门的领导下，面向社会开展预防疾病、健康教育、医疗康复、计划生育、疫情处理等各项工作。社区居民的职业、文化、经济水平、道德修养以及对预防保健工作的认识有很大差异，护士应一视同仁，礼貌待人，积极热情地提供服务，保障人们平等的医疗保健权。

（二）恪守规章，坚持原则

在社区卫生服务过程中，不论是治疗、护理还是康复，都有大量的技术性工作和服务性工作，护士应该从一切为了维护病人利益和社会整体利益出发，以认真、严谨的科学态度，恪守操作规程和各项规章制度，仔细而审慎地做好每一项工作，如疫苗接种应及时、不遗漏，操作技术应符合规程；对危重病人及时做好转诊工作；卫生保健宣传应科学，注重实效；暴发疫情的处理应及时、果断；参与卫生监督、卫生执法任务的护士应秉公执法，不徇私情。在履行自己的社会责任时，如果遇到病人的个人利益与社会整体利益发生矛盾或危及社会他人利益时，护士应坚持维护社会整体利益的原则，不能为照顾个别人的利益而损害社会的整体利益。

（三）钻研业务，履行职责

社区卫生服务是综合性服务，服务的对象为全体居民，护士需要钻研业务，拓宽知识面，掌握全科性保健知识。社区卫生保健以预防为主，预防工作的效益具有滞后性，不像临床医疗那样见效快，不易被人们理解和支持，参与社区卫生服务的护士应做好宣传解释工作，满腔热情地为社区居民提供优质服务。

（四）救死扶伤，敬业奉献

对于重大灾害救护的紧急任务，护士应有高度的社会责任感，牢记救死扶伤的神圣使命，认真履行护士的社会职责，发扬救死扶伤的人道主义精神，全力以赴进行救治，尽最大的努力减少不必要的伤亡。

（原永敏）

自测题

1. 护理人际关系中最主要的内容是
   A. 护士与病人的关系
   B. 护士与医生的关系
   C. 护士与医技人员的关系
   D. 护士与后勤人员的关系
   E. 护士与病人家属的关系

2. **不属于**护理人际关系的是
A. 护士与护士
B. 护士与病人
C. 护士与医技人员
D. 病人与病人
E. 护士与行政管理人员

3. 下列护患关系中，属于技术性关系的是
A. 护士对病人良好的服务态度
B. 护士对病人人格的尊重
C. 护士对病人的同情和理解
D. 护士以精湛的护理技术为病人服务
E. 护士对病人高度的责任心

4. 体现医(护)患之间契约关系的下列做法中，**不包括**
A. 病人挂号看病
B. 先签写手术协议然后实施手术
C. 先收费然后给予检查处置
D. 医护人员向病人作出应有承诺
E. 病人送红包给医护人员并保证保密

5. 在护患技术性关系中，起主导作用的是
A. 护士
B. 医生
C. 病人
D. 病人家属
E. 医学科研者

6. 属于护患非技术性关系中最重要的要素是
A. 文化关系
B. 道德关系
C. 利益关系
D. 法律关系
E. 价值关系

7. 护士在紧急情况下为抢救病人生命实施必要的紧急救护，应当做到以下几点，但**不包括**
A. 必须依照诊疗技术规范
B. 避免对病人造成伤害
C. 立即通知医生
D. 医生不能马上赶到时，根据病人情况和自身能力进行力所能及的救护
E. 必须有医生在场指导

8. 某孕妇在产前检查中发现患有艾滋病，护士在对病人的护理行为中**违反**伦理要求的是
A. 像对待其他病人一样，一视同仁
B. 注意保护病人的隐私
C. 热心护理，解决病人所需
D. 以该病人为例大力宣传艾滋病的知识
E. 主动接近病人，鼓励其积极配合治疗

9. 王先生，23岁。因肠扭转急诊入院并立即行手术治疗。术后对该病人宜采用的护患关系模式是
A. 主动-被动型
B. 指导-合作型
C. 共同参与型
D. 支配-服从型
E. 并列-互补型

10. 李女士,58岁,教师,因高血压住院治疗。适用于该病人的最佳护患关系模式为
A. 主动型 B. 被动型 C. 共同参与型
D. 指导-合作型 E. 主动-被动型

11. 护士与医生的关系是
A. 从属关系 B. 支配关系 C. 合作关系
D. 领导关系 E. 服务关系

12. 护理活动中,护士应善于运用的下列语言,**不包括**
A. 解释性语言 B. 礼貌性语言 C. 安慰性语言
D. 专业性语言 E. 保护性语言

13. 护士在执业过程中,应当遵守
A. 法律 B. 法规 C. 诊疗技术规范
D. 规章 E. 以上均正确

14. 下列观点正确的是
A. 护士对医嘱应无条件执行
B. 护士应及时、准确、无误地执行医嘱
C. 护士从属于医生
D. 护士不承担对医嘱的监督责任
E. 执行医嘱是护理工作的全部

15. 护士发现医生医嘱可能存在错误,但仍然执行错误医嘱,对病人造成严重后果,该后果的法律责任承担者是
A. 开具医嘱的医生 B. 执行医嘱的护士 C. 医生和护士
D. 医生和护士都不是 E. 医疗机构

16. 建立良好护患关系的前提和基础是
A. 技术性关系 B. 道德关系 C. 法律关系
D. 价值关系 E. 利益关系

17. 随着病情的变化,护患关系模式可以
A. 一直保持不变
B. 由主动-被动型转化为指导-合作型
C. 最终都要进入共同参与型
D. 由主动-被动型转化为共同参与型
E. 由一种模式转向另一种模式

18. 下列有关护患关系模式的说法,**不正确**的是
A. 主动-被动型过分强调了护士的权威性,忽略了病人的主观能动性
B. 主动-被动型适用于对意识丧失的病人、婴幼儿护理时的护患关系模式
C. 主动-被动型的特征是护士告诉病人做什么和怎么做
D. 指导-合作型是目前护患关系的主要模式
E. 共同参与型是一种双向、平等、新型的护患关系模式

19. 下面最能涵盖护患关系内容的是
A. 政治、法律关系 B. 经济、商品关系
C. 道德、文化关系 D. 技术与非技术关系

E. 利益、价值关系

20. 要建立良好的护际关系,沟通策略**不包括**

A. 管理沟通人性化

B. 形成互帮互助的氛围

C. 实现年龄、学历各因素的互补

D. 构建和谐工作环境

E. 遇到冲突时据理力争、互不相让

第五章　临床护理伦理

学习目标

1. 具有在临床护理工作中正确运用护理伦理规范的职业能力。
2. 掌握门诊、急诊的护理工作特点和伦理规范。
3. 熟悉妇产科护理、儿科护理、传染科护理、精神科护理和老年病人护理的工作特点和伦理规范，以及临终病人的护理伦理规范。
4. 了解临终关怀的特点。
5. 学会运用各种护患沟通技巧解决临床护理中的伦理问题。

临床护理伦理(clinical nursing ethics)主要是指护士在临床护理工作中，应遵循的道德原则和伦理规范。随着现代医学模式的转变，临床护理工作不仅仅要求护士有精湛的技术，对护士的道德水准也有很高的要求。南丁格尔说："护理本身是一项最精细的艺术，精细的艺术要靠高洁的护风和高尚的护德铸就。"

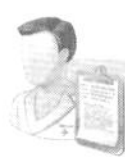

案例与思考

案例：

某三甲综合医院门诊输液大厅，病人众多，日均输液量达600余人次。一日，门诊有两位姓名很相似的病人同时在大厅输液。一位病人叫李红，另一位病人叫李虹。护士小王接班后，没有仔细核对，换错了两位病人的液体。在输液过程中，被病人李虹发现，询问护士小王："护士，为什么我的液体上面写的是李红呢？"护士小王立即停止输液，核实病人信息，并报告医生根据医嘱实施有效急救措施。

思考：

试运用护理伦理原理，分析护士小王应如何处理护患关系？

第一节　门诊、急诊护理伦理

一、门诊护理伦理

门诊(clinic)是病人进行诊断、治疗的第一站。作为医院工作的重要组成部分，门诊的医疗护理工作质量能直接影响社会对医院的认识与评价。门诊护理工作几乎涉及接诊、分诊及诊断、治疗的全过程。门诊护士不仅要为就诊病人提供优质的服务，还必须遵循一定的伦理规范。

（一）门诊护士的工作内容

1. 预检分诊　病人先经过预检分诊，后挂号就诊。预检需由临床实践经验丰富的护士承担，工作中应热情、主动接待就诊的病人，在简明扼要询问病史、观察病情的基础上，作出初步判断，给予正确的分诊，并指导病人挂号。

2. 安排候诊与就诊　病人挂号后，分别到各科候诊室等待就诊，护士应做好相应的护理工作。

3. 健康教育　可采用口头、图片、电视录像或健康教育宣传资料等各种不同方式进行卫生知识的宣传教育，对病人提出的询问应耐心、热情地给予解答。

4. 治疗工作　及时完成各项治疗工作，如注射、输液、换药、导尿、灌肠、穿刺等，严格执行操作规则，确保治疗安全、有效。

5. 消毒隔离　门诊人员流量大，病人集中，极易发生交叉感染，要认真做好消毒隔离工作。门诊环境及设备应定期进行清洁、消毒处理。遇传染病或疑似传染病病人，应及时分诊到隔离门诊就诊，并做好疫情报告。

（二）门诊护理的工作特点

1. 管理任务繁重　门诊的护理工作任务多而重。大量病人初次到医院就诊，本身身体就存在各种不适，加上对医院环境和就医程序不熟悉，容易更加焦虑、急躁。像一些大型综合医院门诊一般平均每天要接待千人以上来自社会各方面、不同阶层的病人。门诊护士要求接诊快、检查详细、诊治明确合理。为了使病人能够有序地就诊，及时得到有效的诊断与治疗，护士要解答病人的各种疑问，缩短候诊时间，科学合理地安排就诊，还需要指引病人化验、取药、各项检查和处置等具体工作。门诊护理工作相比病房工作比较繁重。

2. 预防交叉感染难度大　门诊人员密集、流动性大，病情复杂。病人及陪伴者来自社会各阶层，病人中有一般急慢性疾病、感染性疾病病人，也有年老体弱者、婴幼儿和抵抗力较低的病人。由于在就诊前难以及时鉴别和隔离，易造成病人和健康人之间的交叉感染，也可造成病人的再度感染。门诊护士做好预防交叉感染的难度比较大。

3. 针对性和服务性强　门诊诊疗环节多，从病人挂号、候诊、就诊，到医疗人员为他们提供预检分诊、诊断、化验、注射、治疗、取药等多个流程。其中任何一个环节发生障碍都可给病人带来不便，引起病人不满，产生护患矛盾。门诊护士需要做好各个环节的指导服务，给病人提供相应的信息，耐心细致地解决病人的问题。

（三）门诊护理中的伦理规范

1. 热情关怀，高度负责　门诊护士是病人到医院就诊首先接触的专业人员，护士服务态度的好坏在很大程度上影响了病人对医院服务的印象。首先，对于初次就诊病人，护士要热情地接待病人，主动介绍医院环境和诊疗程序，耐心解答病人的问题。其次，护士必须对病人的生命和健康高度负责，合理安排就诊。对于病情较重或年老体弱病人，可适当调整顺序，优先安排就诊。最后，对于需要进一步检查和治疗的病人，护士需要做好指引和协助工作，及时疏导病人的焦虑、急躁等心理问题。

2. 尊重病人，保护隐私　首先，护士要尊重病人，尤其要尊重病人的人格。对于那些身体有缺陷、智力存在问题或者精神有问题的病人，护士要给予特别的尊重。其次，要保护病人的隐私。对于病人的病史、家族史等个人资料,不能泄露给他人。一些需要暴露病人隐私部位的护理操作,要对病人耐心解释,取得配合,注意遮挡。

3. 技术熟练,作风严谨　首先,护士必须技术熟练。作为门诊护士,必须对所有科室的常用护理知识和技能都很熟练。门诊护士要能够时刻观察病人的病情变化,对病人出现的各种意外情况采取有针对性的护理措施。其次,护士必须作风严谨。门诊护士需要认真核对医嘱,严格执行查对制度和消毒隔离制度。因为门诊病人的病情各异,所以护士对病人的任何病情疑点和治疗护理过程中的任何微小变化都不可掉以轻心,一定要一丝不苟,谨慎对待。对于紧急情况的处理,要做到忙而有序,快中求稳。

4. 优化环境,健康宣教　首先,优化环境是门诊护士的职责之一。优美、安静、舒适的环境,可缓解病人的焦虑心情,整洁的环境可以降低医院交叉感染率。护士要将环境管理作为门诊护士的道德要求,使门诊秩序规范化,以提高门诊医疗护理质量。其次,为了优化环境,护士还要做好健康宣教工作。向病人和陪伴者宣传就医程序,讲解医院规章制度,委婉地劝阻病人的吸烟、大声喧哗等不良社会行为,为有序的就医环境提供保障。

二、急诊护理伦理

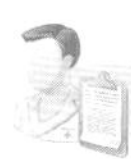
案例与思考

案例:

急诊室同时送来三名伤势严重的病人,均需立即手术抢救。护士马上联系手术室,同时为病人做术前准备。但手术室通知由于场地原因只能去两名病人。

思考:

1. 如何合理安排三位病人的手术顺序?
2. 分析此案例中,护士遇到的伦理问题。

急诊(emergency treatment)是抢救危、重、急症病人的重要场所,也是构成城市急救网络的基本组成部分,在医院医疗服务中占有重要地位。只有正确把握急诊护理工作特点,不断提高急诊护士素质,才能提供高质量的服务,挽救病人生命,促进病人尽快康复。急诊护士必须具备良好的素质,除了具备一定的急救知识和经验,技术熟练,镇静敏捷之外,还要有高尚的护理道德。

(一)急诊护士的工作内容

1. 预检分诊　预检护士简要评估确定病人就诊的科室,并护送病人到相应的诊室或抢救室。护士必须掌握急诊就诊的标准做到一问、二看、三检查、四分诊。

2. 抢救工作　护士必须熟悉各种抢救物品的性能和使用方法,并能排除一般性故障,使所有抢救物品处于良好的备用状态,急救物品完好率达到100%。在医生到来之前,护士应根据病情作出初步判断,给予紧急处理,在医生到来之后,立即汇报处理情况和效果,积极配合医生抢救,正确执行医嘱,密切观察病情变化。在抢救中,要严格遵守查对制度,凡口头医嘱必须向医生复述一遍,双方确认无误后再执行。抢救完毕后,请医生在抢救后6小时内及时补写医嘱和处方。及时做好抢救记录和病情观察。

(二)急诊护理的工作特点

1. 病情危急　急诊病人病情急,变化快,而且急诊病人的病情如何发展,严重到何种程度，往往无法估计。如果不能在第一时间得到快速有效的救治，就有可能危及生命。护士必须根据病人病情在最短的时间内，迅速、果断地协助医生开展工作。

2. 病种复杂　急诊病人的病种众多，病情复杂，经常涉及多器官、多系统、多学科。急诊护士必须要有较强的鉴别力，及时准确地分诊判断，通知相关科室的医生进行抢救。在医生到达之前，对于病情紧急的病人，护士要主动予以处置，实施必要的紧急处理，如测量血压、给氧、吸痰、止血、配血、建立静脉通路，人工呼吸、胸外心脏按压等。除此之外，还需要严密观察病人的病情变化，做好记录，为医生的正确诊断提供依据。

3. 易感染性　急诊病人由于病情紧急，来到医院就立刻实施抢救，并不能像其他病人一样，有时间做好各项化验检查。病人是否具有传染性，传染途径、传染的严重程度等都无法预料。急诊护士接触病人最早，一定要有各种防备措施，避免感染。

4. 涉及暴力等违法事件多　急诊病人中因打架斗殴、醉酒、交通意外、服毒、自杀等原因就诊较多，经常涉及暴力等违法问题。护士在救治病人中，一定注意控制好病人的情绪，防止原有的矛盾升级。同时做好详细、准确的记录，各种抢救药品的空药瓶、空安瓿、输血袋等不可随意丢弃。

（三）急诊护理中的伦理规范

急诊护士应具备救死扶伤的高尚医德，丰富的临床经验，熟练的急救护理技能，快捷的反应速度，较强的心理承受力，面对各种突发意外情况，能够及时作出判断，快速投入抢救。同时，也一定应遵循相关的伦理规范。

1. 救死扶伤，争分夺秒　急诊护士要始终牢记“时间就是生命”，尽快缩短从接诊到抢救的时间，全力以赴地配合医生投入抢救。“人的生命是第一位的”，任何情况下都要以抢救生命作为第一任务。大多数情况下，病人和家属都是能够积极配合治疗的，但在一些特殊情况下，比如需要紧急手术无人签字或者病人、家属不理解抢救措施拒绝救治等情况，会使护士陷入两难境地。在这些情况下，护士一定要从病人的角度出发，遵循有利原则，以抢救生命为主。救死扶伤，解除病人痛苦是护士义不容辞的职责。

2. 公平公正，尊重病人　每位急诊病人都有平等接受救治的权利，护士要公平公正地利用医疗资源对他们进行救治。在医疗资源有限的特殊情况下，病人病情的轻重缓急是确定救治先后顺序的首要条件，与病人的身份、地位无关。每个生命都应该受到尊重。

3. 救死扶伤，热情周到　急诊护士要从病人的利益出发，急病人之所急，想病人之所想，任何情况下都不要轻易放弃病人的生命。对于昏迷、意识不清的病人，护士也同样要周到服务。对于打架斗殴、自杀的病人，护士要以救死扶伤的责任心来对待他们。急诊病人和家属往往会有急躁、忧虑的情绪，甚至有时会对护士无端指责、无理取闹。护士要克制自己的情绪，理解病人和家属的心情和行为，不计较个人得失，热情主动、任劳任怨地做好护理工作。

> **边学边练**
>
> 实训二　临床护理伦理规范案例讨论

第二节　特殊病人护理伦理

特殊病人是指各种特殊疾病的病人，如妇幼病人、老年病人、精神科病人和传染病病人。护士在对这些特殊病人进行护理时不仅在护理方式上与其他科室不同，而且还在职业道德

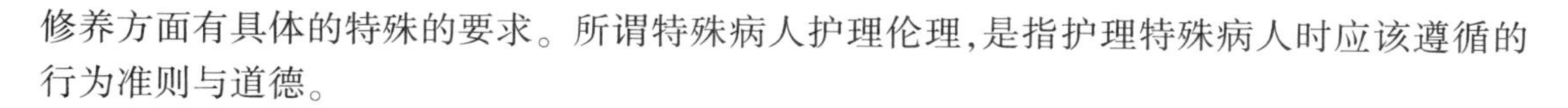

修养方面有具体的特殊的要求。所谓特殊病人护理伦理，是指护理特殊病人时应该遵循的行为准则与道德。

一、妇产科病人护理伦理

妇产科护理面对特殊的妇女人群，她们具有特殊的心理状态，使得护理工作存在特殊的护理责任。护士在护理妇产科病人时，必须遵循一定的护理伦理准则与规范。

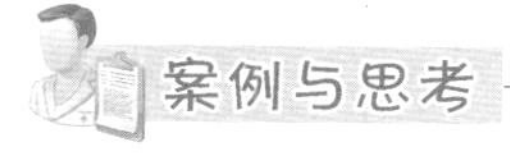

案例：

王女士，36岁，结婚多年未孕。今年终于怀孕了，家人都非常高兴。昨天，王女士到医院进行孕24周彩超检查时，医生告知她胎儿有唇裂，Ⅱ度或Ⅲ度唇裂，没有明显的腭裂，孕妇向护士小李征求意见。

思考：

从护理伦理角度，护士小李应如何给王女士提供健康指导？

（一）妇产科病人护理的特点

1. 特殊的服务对象　妇产科服务对象特殊，她们本身承担多重角色，是孕妇、母亲、妇女，所以治疗和护理既要面对成年女性，又要考虑到对胎儿、新生儿的影响。各种用药不仅考虑到对病人的作用和不良作用，而且还需要考虑到对胎儿和婴儿的影响和作用。

2. 特殊的心理状态　妇产科疾病往往会涉及并暴露生殖系统，病人常会害羞、恐惧或者压抑。比如一些青少年女性月经不规律或者隐私部位存在不适，病人往往觉得难以启齿，不能正确叙述疾病的症状，从而延误了诊治和护理。有的甚至拒绝妇科检查、治疗与护理，给护理工作带来很大的难度。青年女性未婚先孕或诱奸受害，因担心他人的评论或讥讽，往往会有意隐瞒真实病情，心理极其压抑，不仅不能及时得到诊治和护理，而且还会引发心理疾病。而已婚妇女由于疾病引起性生活异常、性病和不孕症等，从而担心性生活障碍引起丈夫不满，不孕导致家庭破裂。一些孕妇也承担着复杂的心理压力，有的担心胎儿畸形、早产、难产等意外发生。还有一些妇科手术，由于生殖器官的切除，病人担心失去女性特征，产生悲观失望的情绪。病人由于性病的困扰，往往产生情绪低落、忧郁的心理。

3. 特殊的社会责任　妇产科工作范畴不仅是妇女疾病的诊治，而且还涉及妇女终身保健、计划生育和优生优育等。比如孕期健康护理没有做好，轻者会引起胎儿发育不良，流产，甚至胎儿智障、畸形或是残疾，这样会给家庭带来沉重的负担，给孩子本人带来一生的影响。妇产科护理还经常涉及诸多护理伦理问题，如人工流产的合理性、人工授精、试管婴儿等需要多方面综合考虑。

4. 特殊的隐私性　妇产科因为一系列治疗要求，接触涉及病人的隐私是很频繁的，具体表现如下：

（1）身体隐私部位：如女性的外阴、乳房、臀部等部位属于个人隐私部位，都是病人不愿意被他人看见或在众人面前暴露的。

（2）特殊疾病的病史：如妇产科合并性病，不孕不育等性功能疾病病史，此类病人心理表现较其他病人有一定的特殊性，病人不仅要忍受疾病本身的痛苦，而且还要承受难以启齿的心理负担，可能会直接影响到病人的名誉、地位、交友、家庭稳定、后代遗传、工作就业机会等问题。病人是不愿意被他人，包括家人、同事、亲友知晓的，他们告知医护人员的目的一方面是为配合医护人员更好地给予正确的诊断和治疗，另一方面也是基于对医护人员的信任。

(3)生理缺陷：如处女膜闭锁、先天性无阴道等，由于中国人对性的认识，一般不愿在公共场合谈及有关性的相关话题，对于自己相关生理的缺陷更是难以启齿。

(4)特殊的生活经历：如未婚先孕，婚前性行为，多人性交史，婚外性行为等，这是病人极度特殊的隐私，不到不得已的地步，病人是不愿意透露的。

（二）妇产科病人护理伦理规范

1. 同情理解，心理护理　妇产科护士面对病人的种种复杂的心理状态，要深切理解她们的感受，有针对性地做好心理护理。比如面对未婚先孕妇女，要同情她们的处境，尊重病人的人格。各项护理操作对其进行耐心解释说明，动作轻柔，切忌操作粗暴、态度生硬。对感染性传播疾病的病人，虽然病人有直接或间接的不正当性行为，护士应平等对待，避免使用伤害性的语言，充分尊重病人的人格，给予更多的关爱，多与其进行沟通交流，保持健康的心态，促进疾病的康复。面对恐惧心理的病人，护士要注意对其进行心理、精神的安慰，解除不必要的心理负担。

2. 吃苦耐劳，乐于奉献　首先，妇产科工作由于产妇分娩时间无规律性，随时都会有新生儿的降生。所以妇产科护士夜班多，而且往往不能按时就餐和休息，就又要投入工作中去。妇产科护士经常要接触产妇分娩时羊水、出血、粪便等。分娩后恶露的观察、会阴的冲洗护理也是护士的一项日常工作。所以妇产科护士一定要有不怕脏、不怕累、不怕苦的奉献精神。妇产科专家林巧稚医生一生接生 5 万多中外婴儿，连生日都在为难产孕妇接生。正如她所言："我到产房过生日更有意义。我为难产的孕妇接生，当小宝宝在我生日的时候降临人世，那哇哇啼哭声是最动听的生命赞歌，对我来说，那是最好不过的生日礼物。"

3. 谨慎认真，责任心强　妇产科护理工作质量的优劣，不仅会影响病人本人的生死安危，而且还直接涉及下一代的身心素质与生命安全。每项妇产科的治疗、诊断护理都必须谨慎认真对待。在工作中的任何疏忽、拖拉和不当处理措施，都会给母子、家庭和社会带来不良影响。因此护士必须具备高度的社会责任感。比如对性器官的治疗与护理要非常慎重，要充分考虑病人的性功能、生育功能，做到既减轻病痛又保全功能。

4. 技术过硬，精益求精　某些产科疾病往往存在很大的危险性，如先兆子痫会突然发生抽搐，妊娠合并心脏病会有心衰的危险，羊水栓塞会导致产妇多器官功能衰竭，这些病人发病急，进展快，病情重，作为妇产科护士必须具备丰富的专业知识，熟练的操作能力，迅速地作出判断，果断地采取措施。因此，妇产科护士的操作技术必须过硬，才能确保母子平安。

5. 保护隐私，注意遮挡　妇产科病人隐私包括身体部位隐私和病情的隐私。妇产科病人疾病涉及隐私部位操作，护士在进行暴露治疗前，应向病人家属详细解释，使其不随便闯入病房。用屏风遮挡病人，让陪伴和其他人回避，尽量减少或避免病人隐私部位的暴露。同时，如病情允许，可局部以单层纱布遮挡生殖器官。在进行会阴冲洗、局部涂药等各项隐私操作时，首先应向病人做好解释工作，取得其同意，让其了解操作的目的，操作时遮挡病人；对心理特别紧张者，应减少实习生操作及示范次数，同时应动作轻柔，多关心病人。总之，护士应当尊重病人的观念，严格执行各项操作，多关注病人的心理，减少病人隐私的暴露，才会和病人建立良好的护患关系，使之更加有利于病人身心健康的恢复。

许多妇产科病人，如未婚先孕、性病、性生活异常等病人都不愿意他人知道病情。护士

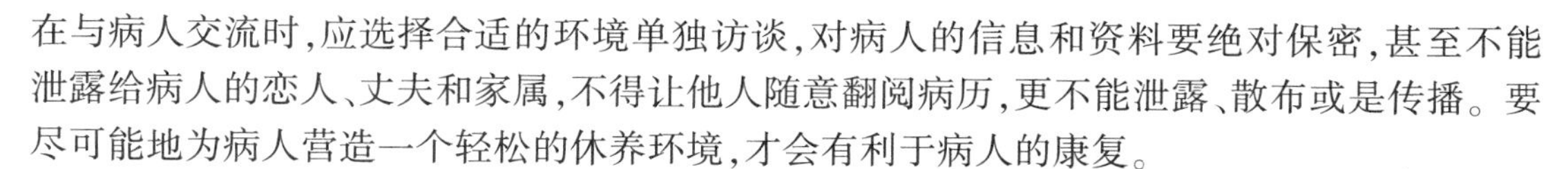

在与病人交流时，应选择合适的环境单独访谈，对病人的信息和资料要绝对保密，甚至不能泄露给病人的恋人、丈夫和家属，不得让他人随意翻阅病历，更不能泄露、散布或是传播。要尽可能地为病人营造一个轻松的休养环境，才会有利于病人的康复。

6. 增强法律和伦理意识　保护病人的隐私，对于医务人员来讲，既是职业道德的要求，也是法律的要求和应尽的义务，妇产科护士必须要强化自己的法律意识。古希腊医学家希波克拉底在他的医学誓言中就曾说道："行医处世所见所闻，永当保密，决不泄露。"妇产科护士要认真执行《护士管理办法》《医务人员医德规范及实施办法》《医疗事故处理条例》等法律法规中对保护病人隐私的有关规定。只有在充分了解病人的基本权利和义务的基础上，认真履行职责，规范护理行为，才能知法、守法，避免医疗投诉和纠纷的困扰，保证护理工作的正常进行。在维护病人的隐私权时，医护人员应当从病人角度出发，提高自身人文素质的修养，真正认识到医学的发展应当建立在保护病人各种权利的基础上。

妇产科护理中还经常涉及敏感伦理问题，比如人工授精、试管婴儿导致的家庭关系问题，终止妊娠选择人工流产的合理性问题，胎儿性别鉴定的医学需要条件，先天性畸形胎儿的去留问题等。护士在面对这些问题时，要努力增强自己的伦理意识，认清其道德本质，与医生协商，给病人提供合理化建议，尽量帮助病人解决伦理难题。

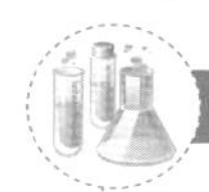

知识窗

著名妇产科医生林巧稚名言（摘录）

1. 救活一个产妇、孕妇，就是救活了两个人。

2. 我随时随地都是值班医生，无论是什么时候，无论在什么地方，救治危重的孕妇，都是我的职责。

3. 作为一名医生，一举一动都要为病人负责。作为一名护士，一言一行都要从病人的利益出发。

4. 对一个人来说，生命是最宝贵的。而现在这个人对你说，我把生命交给你，那么你还能说什么呢？你冷？饿？困？

5. 单有对病人负责的精神还不够，还要掌握精湛的医术。没有真本事，病人会在你的手术刀下断送生命。

6. 产妇进了医院，就是把整个生命交给了我们，我们要从每件细微的事做起，关怀体贴她们。我们不仅要解除病人身体的痛苦，更要解除他们心灵上的痛苦。

7. "治病救人"，治了病就可以救人吗？可不一定，有的人得到了生命却失掉了幸福，好大夫要考虑全面，要为病人的幸福想办法。

二、儿科病人护理伦理

儿科病人的年龄是从新生儿到 14 岁。与成年病人相比，他们在生理、心理、营养、代谢方面，以及疾病发生、发展等方面都不尽相同。儿科护士不仅需要熟知儿科病人的护理特点，而且还需要遵循儿科病人的特殊护理伦理规范。

（一）儿科病人护理特点

1. 病人的特殊性　儿科病人都是 14 岁以下的儿童，更多的是婴儿，患儿对护士最多的是惧怕，既不容易沟通，又不容易配合，这要求护士不仅具有责任心，更多的是要有爱心、耐心。对较大患儿,还要有童心,以便和患儿沟通,得到患儿的信任。儿科病人由于年龄小,缺乏生活自理能力,病儿的家长不能都在身边陪伴,护士在护理工作中除了做好护理治疗,还要担负起母亲照顾患儿的角色。

2. 病情观察的特殊性　儿科病人病情特点是起病急,变化快,加之患儿年龄小,语言表达不清,只能用哭喊表达不舒适,即使年龄大一点的孩子,也不能准确地描述病痛,给护理和治疗造成了很大的困难。所以护士在观察病情时,要格外细心,勤巡视病房,不放过任何细小的变化,同时要对家长耐心宣教,及时沟通,以便及时发现患儿的病情变化及时处理。

3. 护理操作的特殊性　儿科病人用药剂量小,输液分步多,加药频繁,要求护士在配药时一定要计算准确,配制精确,操作时动作轻柔,准确、迅速,态度要和蔼。对较大的患儿要尽量争取其配合治疗,对较小患儿一定要指导家长正确有效地固定好,以利操作成功。静脉输液时患儿的穿刺部位要固定好,以免滑针,输液期间要求护士勤巡视病房,及时配药及加药。

4. 健康教育的特殊性　由于病人年龄小,所以对儿科病人的健康教育和出院指导更多的是针对家长的指导。护士需针对不同年龄段的患儿进行健康宣教,比如要向家长宣传母乳喂养的好处、科学育儿的知识、儿科常见病的预防及出院后的注意事项等,从而使家长增加防病知识,促进患儿的早日康复。

5. 静脉穿刺的特殊性　对儿科护士要求有过硬的静脉穿刺技术,特别是头皮静脉穿刺具有特殊性,要求护士操作前要做好认真细致的准备,检查针头是否锋利,是否带钩,针头型号与血管粗细是否一致,要对输液部位备皮彻底,进针角度要平,见到回血立即固定。

(二)儿科病人护理伦理规范

1. 关爱患儿,富有爱心　患儿在医院陌生的环境里,离开父母,加之疾病的痛苦,都会恐惧、哭闹,拒绝治疗。儿科护士要有慈母一样的温柔与爱心,真切地站在孩子的角度,去理解孩子,耐心地去抚慰患儿的紧张不安情绪,了解他们的爱好和习惯,抚摸、拥抱、轻拍这些亲密动作都可以给孩子母亲般的温暖,说话态度温和,给予患儿长辈的关爱。年纪小的患儿,可以经常抱抱他,与他一起玩耍,做游戏,消除与患儿的距离感;年纪大一点的孩子,可以讲故事,一起看动画片等,鼓励孩子配合治疗。

2. 认真负责,技术求精　患儿由于年龄小,对疼痛的耐受力差,微小的疼痛也会难以忍受。作为儿科护士,必须苦练技术,减少护理操作中孩子的痛苦,比如静脉穿刺一针见血,动作精准;吸氧、吸痰时操作正确、敏捷;物理降温时,掌握好合适的部位和液体的温度进行操作。护理特殊病种的孩子,比如传染病、白血病术后等抵抗力差的患儿,一定要注意做好消毒隔离制度,防止交叉感染的发生。儿科护士要认真细致地观察患儿病情,通过观察患儿的面部表情、行为举止、哭泣声、呻吟声、咳嗽声等,考虑到患儿是否有病情的变化,疾苦和需要,及时为患儿解除病痛。

3. 治病育人,言而有信　儿科护士要注意自己的言行对孩子的影响和教育,一定要做到言而有信。不能为了让孩子配合吃药或打针而许诺或是哄骗孩子,以免孩子染上说谎、不诚实的坏习惯。如果轻易许诺却做不到,会破坏护士与孩子之间的信任关系,从而给孩子留下阴影。儿科护士要尊重患儿,不仅要对患儿精心护理,洞察细微,而且还要设身处地地为他们着想,与患儿建立起平等友好的关系,成为孩子的知心朋友,用自己的人格魅力去感染患儿,达到治病育人的效果。

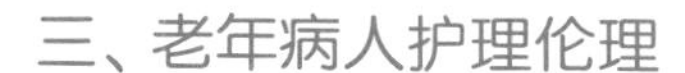

三、老年病人护理伦理

随着经济的发展和社会的进步，人民生活水平的不断提高，人类的平均寿命在不断延长，老年人在总人口中的比例越来越大。人口老龄化已经成为全世界的一个共同社会问题。人口老龄化是指老年人口在总人口中所占比重不断增长的动态过程，是一种社会人口年龄结构的变化。与国际上将65岁以上的人确定为老年人的通常做法不同，我国界定60岁以上的公民为老年人。老龄社会是指老年人口占总人口达到或超过一定的比例的人口结构模型。按照联合国的传统标准是一个地区60岁以上老人达到总人口的10%，新标准是65岁老人占总人口的7%，即该地区视为进入老龄化社会。《中国老龄化事业发展十二五规划》指出“十二五时期，随着第一个老年人口增长高峰到来，我国人口老龄化进程将进一步加快。从2011年到2015年，全国60岁以上老年人将由1.78亿增加到2.21亿，平均每年增加老年人860万；老年人口比重将由13.3%增加到16%，平均每年递增0.54个百分点。未来20年，我国人口老龄化日益加重，到2030年全国老年人口规模将会翻一番，老龄事业发展任重道远。”

随着我国人口老龄化进程的进一步加快，老年人患病就医的人数也随之相应增加。根据老年人的生理和心理的特殊性，护理工作存在一定的难度和艰巨性。老年人在过去为国家、为社会、为家庭作出了很多贡献，当他患病时理应得到全社会的关注，得到全方位、多角度的护理与关爱，得到最佳的医疗护理服务。护士一定要在掌握老年病人特殊性的基础上，把握好护理伦理规范，提高护理服务质量。

（一）老年病人的特点

1. 老年病人的生理变化　老年人心血管功能随着年龄的增加而降低，心率减慢，心肌内血管增厚、变硬，失去弹性。呼吸功能降低，肺活量变小，咳嗽反射迟缓，老年人免疫功能下降，抵抗力降低，易发生继发感染，甚至造成严重的呼吸衰竭。老年人胃肠道消化功能降低，食量减少，胃肠功能紊乱，易发生消化不良，食欲不振等。老年人，膀胱容量减小，常不自觉排出尿液，夜间尿频、尿多。另外，肌肉松弛，骨质疏松，容易引起骨折。

2. 老年病人的心理变化　老年人常见的心理特点主要有以下几种：一是否认心理，这类老年人不服老，性情比较固执，不易合作。即使生病了，也认为自己没事，不能及时治疗。有的老年病人来医院住院治疗没有痊愈就要出院，甚至对医护人员的诊断治疗持怀疑性态度，不信任，提出质疑，发脾气。二是悲观心理，与第一类老年人相反，这类老人总认为自己老了，身体不舒服，即使没病也要到医院诊治。来医院诊治时精神过度紧张，即使是感冒发烧的小病，也会顾虑重重，忧虑，甚至惊恐不安。对治疗过程中的一些微小问题和预后情况不放心，对自己的用药和手术的安全性刨根问底。三是权威心理，这类老人有着以自我为中心的权威思想，凡事都喜欢指手画脚，希望得到重视，希望别人都能顺从自己的意愿。他们总认为自己经验丰富，对年轻人看不惯。而当这类老年人因为患病住院之后，一切都需要受到医院、病房规章制度的约束和医护人员的指挥时，他的角色转变引起心理的失衡，所以对医护人员的态度、言行特别敏感。

3. 老年病人疾病的特点　人在老年以后，随年龄的增长将出现生理学、生化学、形态学各方面退行性变化。到老年后，由于各器官组织的逐渐衰退，各器官功能普遍降低，储备能力、代偿能力差，对外界环境适应力弱。由于免疫系统功能下降，机体的抗病能力和对疾病的反应性也会出现不同程度的降低，因此即使是患同种疾病，老年人的症状也不同于青年人，主要表现为：临床症状不典型；病程长、恢复慢，并发症多；多种疾患并存；用药不良反应率高等特点。因此护理老年病人时，需要掌握老年人的生理特点、发病规律，善于细致入微地观察病情，避免并发症的发生和用药不良反应的发生，才能对老年人实施有效的护理。

（二）老年病人护理伦理要求

1. 耐心周到，做好生活护理　随着年龄的衰老，生理功能的衰退，老年人生活能力、自理能力越来越差，力不从心。护士要积极热心地帮助病人，细心地做好生活护理。比如缺乏自理能力的病人，护士要帮助他穿衣、洗脸、进餐等。牙齿脱落、咀嚼不便的病人，要给予营养丰富易消化的软质、流质饮食。对于脑出血后遗症、术后恢复的病人，护士要多鼓励指导其进行康复锻炼。对卧床老人需要帮助更换体位，活动四肢，做深呼吸活动或自我按摩，以预防压疮、静脉血栓形成和肢体失用。行走有困难的病人，在生活护理和医院设施方面提供方便。比如走廊两侧加扶手，房门不设门槛或是斜坡代替，便携式坐便器等。老年人动作缓慢，思维、语言也稍慢，护士要理解体谅病人，交代事情时不宜过多，不能催促病人，避免遗忘还要多多提醒。护士要给予老年病人高质量的护理，给予耐心周到的生活服务，全力无私的帮助，促进病人早日康复。

2. 尊重理解，做好心理护理　老年人生活经验丰富，社会阅历多，在工作家庭中都曾担任重要的角色，发挥重要的作用。一旦患病住院到医院这个相对陌生的环境中，需要听从医生护士的安排与指挥，会有很多方面的不适应。护士一定要充分地尊重老年病人，称呼上要得体，言行上要礼貌，举止要落落大方。遇到老人的询问与质疑，要耐心倾听，细心解释，用通俗的语言解除老人对治疗、用药等方面的顾虑，尽量满足他们的合理需求，促进老人的安全与舒适。对老人的健忘和啰唆给予谅解，努力消除孤独情绪对老年病人的影响。由于老年病人依赖性强，易孤独，特别需要他人的关心，所以护士要有耐心，尽可能多与他们交谈，耐心听取他们的意见和建议，使他们从心理上得到满足。鼓励亲友常探视，培养多种兴趣，丰富生活内容，以分散注意力，调整紧张情绪，消除孤独寂寞心理，增强战胜疾病、恢复健康的信心，保持精神愉快的良好心理状态为目的，让病人在心理上处于最佳状态。

3. 细心观察，做好安全护理　护士要加强病情观察，预防并发症及意外事件的发生，做好安全护理。由于老年人患病时临床症状常不典型，发病快，病程短，自我表达常不清楚，不仅易有意识障碍，且易发生全身衰竭，护士必须细心观察，主动去了解、熟悉老年病人的病情变化，如觉得有异常应详细询问，以免延误病情，错过治疗良机。老年人关节活动功能减退，视听觉失灵，护士要加强安全防范管理，活动场所应有照明，地面干燥不湿，楼梯有扶手，出门有人陪伴，以防跌伤或骨折。老年人感觉功能减退，喉头反射不灵敏，进食不宜过快，以防哽噎。老年人皮肤干燥角化，洗澡不宜过勤，洗澡时水温不可过高，时间不宜过长，以防烫伤、血压变化或晕倒，大小便时宜用坐式，防止下蹲过久引起一时性脑缺血而晕倒。

4. 遵照医嘱，做好用药护理　为了保证老年人准确、安全、有效地用药，护士要严格执行医嘱，做好用药护理，掌握用药技术和用药原则。重点注意观察药物的疗效、全身不良反应，一旦出现严重反应，应立即停药就医。指导老年病人正确服药的体位，老年人服药时，以站立、坐位最好，不要服后立即平卧，应在服后 5 分钟后再平卧，避免夜间用药。老年人常同时患多种疾病，在用药时最多不超过 5 种，应根据病情的轻重缓急，先服用治疗急、重病症的药物，待病情稳定后，再适当兼顾其他病症的治疗而服用其他药物。

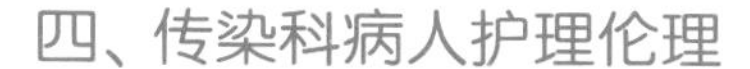

四、传染科病人护理伦理

（一）传染病病人护理特点

传染病属于感染性疾病，曾严重威胁过人类的健康，目前仍有一些传染病如病毒性肝炎、获得性免疫缺陷综合征、埃博拉出血热等严重威胁着人类健康。

1. 传染病的基本特征　每一种传染病都由病原体引起，具有传染性、流行性，某些传染病还具有季节性、地方性，病后机体均能产生对该病原体及其产物的特异性免疫。

2. 传染病的预防　传染病病人应做到五早：早发现、早诊断、早报告、早隔离、早治疗。根据《中华人民共和国传染病防治法》将传染病分为甲、乙、丙三类 37 种。甲类传染病城镇要求发现后 6 小时内上报，农村不超过 12 小时；乙类传染病要求发现后 12 小时上报；丙类传染病要求发现后 24 小时上报当地卫生防疫机构。做好传染病流行三个基本环节的控制，即管理传染源、切断传播途径、保护易感人群。

3. 传染病病人的护理　对于传染病病人不但要促进疾病的康复，而且重点在于控制传染源，防止传染病进一步传播。

（1）传染病病人心理复杂：因为传染病的特殊性，病人心理负担重，表现在被隔离后，生活习惯及环境被迫改变，产生孤独和自卑感；某些传染病发病急、病情重，病人缺乏思想准备，易产生强烈的恐惧感；某些传染病以慢性过程为主要表现，病人因病程较长、治疗效果不明显而表现悲观失望，情绪易受病情变化而波动。

（2）传染病护理管理烦琐：为了管理好传染源（传染病病人），切断传播途径，需要特殊的专科护理管理。如护士需要熟练掌握呼吸道隔离、消化道隔离、严密隔离、虫媒隔离、接触隔离、血液-体液隔离等隔离措施。如对待艾滋病病人应在执行血液-体液隔离的基础上实施保护性隔离措施。熟练掌握对不同传染病病人的物品、医疗器械及用品的消毒技术，如乙肝病人的终末消毒。因为传染病护理管理在一定的程度上较其他普通病房的管理困难、烦琐，所以护士需要熟练掌握传染病病房管理的一系列程序和规章制度。

（3）专科护士素质要求高：对传染病病人的护理，最关键的是安全护理。所谓安全是指双向安全，保证病人在治疗期间不受交叉感染的可能，同时也要保护护士自身不被传染。因此需要护士在日常护理工作中，尤其在抢救危重传染病病人时，对护士的职业素质提出了更高的要求，要求护士不但要精研业务，而且还要具备高尚无私的职业道德。

（二）传染病病人的护理伦理要求

1. 尊重病人、保护隐私　由于职业的特点，护士在工作中能够获悉病人的姓名、年龄、工作、家庭、病史、症状、体征及个人习惯等隐私。《中华人民共和国传染病防治法》中第十二条指出：疾病预防控制机构、医疗机构不得泄露涉及个人隐私的有关信息、资料，甚至不得将该信息告知其他任何人，包括病人的配偶、家属等。

2. 体贴沟通、心理支持　许多传染病病人除了担心疾病的治疗结果，更担心会受到社会的歧视和不公正对待。如艾滋病病人易产生焦虑、抑郁、恐惧，甚至自杀、报复社会等极端行为。护士要以正确的态度对待病人，做到关心、体贴、尊重、不歧视，多与病人及其家属沟通，满足需求，解除其孤独感和恐惧感，同时动员其社会支持系统，使之以积极心态面对现实、战胜疾病。

3. 热爱专业、勇于承担　护士应该热爱护理专业，具有献身精神。如接诊传染病急危重病人时,应将抢救病人的生命放在首位,不应该怕脏怕累怕传染。不安心护理工作,置病人的健康与生命而不顾的护理行为,都是与伦理背道而驰的。

4. 桥梁社会、防大于治　医院是对传染病集中治疗的专科场所,担负着桥梁社会的责任。本着预防为主的原则,护士要积极做好干预措施,树立“大卫生观念”,发动社会、动员全民重视传染病的防治工作。目前,肝炎、性病、艾滋病等传染病仍在流行,护士应做好隔离、消毒、疫苗接种、普及卫生知识等工作。尤其是普及卫生知识,将防治理念渗透到每个公民。如每年的12月1日是世界艾滋病日,该日旨在提高公众对人类免疫缺陷病毒(HIV病毒)引起的艾滋病在全球传播的意识,号召世界各国和国际组织在这一天举办各种活动,宣传和普及预防艾滋病的知识。

五、精神科病人护理伦理

精神科护理服务人群是患有精神疾病的特殊人群,由于病人的特殊性,精神科护士要正确理解和尊重病人,具有强烈的责任感、同情心,以正确的伦理观念对待病人,提高伦理分析和决策的能力。

(一)精神科护理工作的特点

1. 服务对象特殊　精神科病人是由于各种内外因素作用导致的大脑功能发生障碍的病人。这类病人的病因、症状和体征与其他病人存在很大不同。最主要的表现是精神和行为方面的异常,所以这类病人大多数丧失自知力和自控力,缺乏自我保护能力,是需要被照顾的弱势群体。另外,精神病病人呈现较多的人际关系冲突和心理问题,比如对家人的不满、怨恨,被强制住院等原因引起对医护人员的敌视和反抗,攻击和暴力行为时常发生。由于精神病病人言行的怪诞,经常会遭到社会人群的歧视与憎恨。

2. 工作内容特殊　由于病人的特殊性,使得护理工作与其他科室护理工作不尽相同。护理工作的重点为基础护理、安全护理、心理护理和用药护理这几方面。比如基础护理注重维持病人的卫生及仪表整洁,减少并发症。安全护理一定要严防病人自伤、自杀、攻击行为和出走行为的发生。用药方面尤其注意病人是否有吐药或是藏药的情况。

3. 安全管理复杂　由于病人的各种精神障碍,言行怪癖,举止异常,所以不同病情的病人要区别对待。在遵循普通病房护理安全管理制度的基础上,结合精神障碍病人的临床特点,精神科护理安全管理要做到以下几点:特殊病人重点交接,危险物品重点检查,治疗护理严谨仔细,设备设施安全防范。如病人服用口服药时,要严格执行给药制度,发药后检查病人口腔,确保病人咽下,防止藏药、吐药情况的发生。

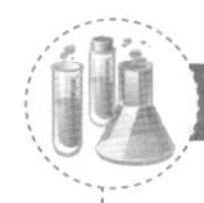

知识窗

世界精神卫生日的由来

10月10日是世界精神卫生日,是由世界精神病学协会在1992年发起的。

在1991年,尼泊尔提交了第一份关于“世界精神卫生日”活动的报告。在随后的十多年里,许多国家参与进来,将每年的10月10日作为特殊的日子:提高公众对精神疾病的认识,分享科学有效的疾病知识,消除公众的偏见。世界卫生组织确定每年的10月10日为“世界精神卫生日”。世界各国每年都为“精神卫生日”准备丰富而周密的活

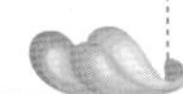

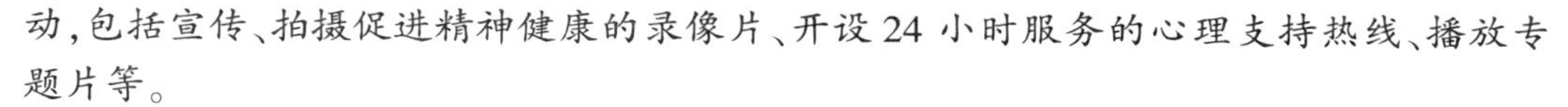

动，包括宣传、拍摄促进精神健康的录像片、开设24小时服务的心理支持热线、播放专题片等。

我国近几年世界精神卫生日主题

第15届	2006年	健身健心，你我同行
第16届	2007年	健康睡眠与和谐社会
第17届	2008年	同享奥运精神，共促身心健康
第18届	2009年	行动起来，促进精神健康
第19届	2010年	沟通、理解、关爱，心理和谐健康
第20届	2011年	承担共同责任，促进精神健康
第21届	2012年	精神健康伴老龄，安乐幸福享晚年
第22届	2013年	发展事业、规范服务、维护权益
第23届	2014年	心理健康，社会和谐

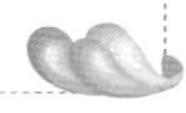

（二）精神病病人护理伦理要求

1. 同情病人，尊重人格　尊重精神病病人的人格，是精神科护理伦理的核心。精神病病人所承受的精神摧残，要比躯体伤残更为悲惨，不仅无法正常地学习和工作，甚至丧失人格。尽管如此，病人的人格仍要受到尊重和保护。护士要对精神病病人一视同仁，同情与关怀。还要保护病人的尊严和人格不受侵犯，正确对待病人的问题和要求，对病人同样要做到言而有信，禁忌哄骗、恐吓。除病情和治疗需要外，不要轻易约束病人。

2. 保护隐私，恪守慎独　由于精神病病人诊疗护理的需要，个人经历、家庭关系、婚姻状况等各种个人资料都需要详细了解。护士了解到的涉及病人隐私的资料决不允许有意无意泄露给他人，更不能作为谈话的笑料。精神科护士要在尊重病人人格的基础上，严格遵守职业操守，保护病人隐私。另外，由于精神病病人的精神异常，个别病人意识障碍，对医护工作缺少监督和正常评价，所以护士要恪守慎独，无论病人意识如何，都要按照科学程序自觉、主动、准确、及时、一丝不苟地完成护理任务，严格执行无菌操作和消毒隔离制度，防止感染的发生。

3. 作风严谨、保证安全　精神科护士面对一群特殊的群体，无论何时都要求精细、严谨。与病人交谈时，举止端庄，语言温和，与异性病人沟通时不能过分亲密，以免引起误解。护理工作中严格执行病房安全管理制度，定期检查违禁物品，防止他伤、自伤、自杀等情况的发生。医护人员还要注意加强自我保护意识，冷静理智是自我保护的最好办法。由于疾病的影响，精神病病人对客观事实会有曲解，对护士的言行产生错误判断。如辱骂、吐口水等，切不可质问或是争辩，避免进一步激惹病人。如果病人有持物伤人的企图，要大胆果断，转移注意力或是由病人信赖的人劝说，避免强行制止使病人和医护人员受到伤害。

第三节 临终病人护理伦理

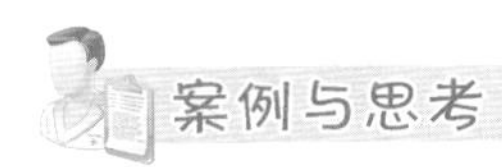

案例：

胡女士，宫颈癌晚期。早年丧偶，有一个女儿，刚刚研究生毕业。胡女士知道自己治愈希望渺茫，不想因治疗花费大量的费用，给女儿增加负担，因此拒绝治疗。胡女士一人将女儿抚养成人，母女感情很深，其女儿希望尽一切努力来延长母亲的生命，面对母亲拒绝治疗的状况，女儿非常痛苦。

思考：

请从护理伦理规范角度思考，护士应如何对待像胡女士这样的临终病人及其家属？

一、临终关怀与临终护理的特点

（一）临终的含义

临终(dying)是指人体主要器官的生理功能趋于衰竭，生命活动趋于终结，死亡将不可避免地发生，濒临死亡但未死亡的阶段。临终的过程可以比较短暂，比如突发意外引起的死亡，心脑血管病的急性发作引起的死亡；临终的过程也可以相对较长，比如慢性病所致的脏器功能衰竭引起的死亡，晚期肿瘤导致的死亡。目前，国际上对临终的时限尚无统一的标准，临终病人可被断言几个小时、几天、几个星期，几个月内死亡，我国一般将存活期2～3个月视为临终病人。

（二）临终关怀的含义

临终关怀(hospice care)是一种特殊的卫生保健服务，是指社会的各个阶层组成的团体，专门为临终病人及其家属提供生理、心理与社会支持等全面照顾。临终关怀涉及医学、护理学、心理学、伦理学等诸多领域，既包括对临终病人的照顾，也为病人家属提供各种支持。临终关怀的目的不是延迟病人的生命，而是让病人尽量舒适，安详地度过生命的最后阶段。

（三）临终护理的特点

1. 以提高病人的生命质量为目的　临终病人的治疗不再以治愈为主要目的，让病人被动地接受治疗的痛苦，而是以对症及姑息治疗为主，减轻病人的痛苦；临终护理以提高病人的生命质量为目的，尊重病人的选择，保护病人的权利，尽量减少病人的痛苦，帮助其走完最后的人生旅程。

2. 护理对象不限于病人本人，还包括病人的家属　临终病人是临终护理的主要对象，帮助其减少痛苦，让病人在生命的最后时刻获得温暖，是临终护理的主要内容。但与一般护理不同的是，临终病人的家属也经历着巨大的痛苦，他们也需要心理调适，需要关心和支持。如何让病人家属面对病人即将死亡的事实，克服不良情绪，以积极的心态开始生活也是临终护理的内容。

3. 护理的场所和形式多样化　临终护理可以在医院由医护人员进行，也可以在社区和家庭开展。20世纪90年代以来，我国许多综合性医院开设了临终关怀病房或者临终关怀

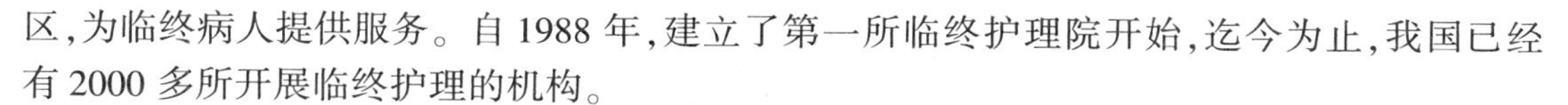

区，为临终病人提供服务。自 1988 年，建立了第一所临终护理院开始，迄今为止，我国已经有 2000 多所开展临终护理的机构。

4. 参与临终关怀的服务人员多元化　临终护理可以由各个阶层的人员和团体来进行。有医生、护士、社会工作者、志愿者、宗教人士等，也包括各种政府和社会服务机构团体。

二、临终护理的伦理要求

（一）尊重与保护临终病人的权利

病人的权利是指病人在患病期间应有的权力和必须保障的利益。主要的权利包括平等医疗护理权、知情同意权、隐私保护权等。临终病人作为特殊群体，我们需要重视病人本人的选择和决定，尊重病人的权利，也要听取家属的意见，保护病人的健康利益。例如病人有拒绝治疗的权利，但如果拒绝治疗会给病人带来严重的不良后果，医护人员要耐心讲解，认真解释拒绝治疗的后果。如果病人仍拒绝治疗，在病人意识清醒的情况下，取得有经验医生的认可，听取家属的意见，尊重病人的选择。又如，病人有知晓自己的病情、治疗及预后的权利，但是如果告知真相，病人可能会拒绝治疗或者影响治疗效果，医护人员可以选择与家属沟通，达成一致，隐瞒病情。让病人知道的要认真解释清楚，暂时不让病人知道的，要注意平时的言行一致，不能让病人产生疑虑，更不能口无遮拦，随心所欲地乱讲。总之，每位病人的情况不同，应结合病人的病情、心理承受能力、家属的意见，综合而论，既要维护好病人的权利，也要保护好病人的健康利益。

（二）理解病人，减轻临终病人的痛苦

临终病人的痛苦一般包括生理和心理两个方面。临终病人生理上的痛苦一般可以通过药物来减轻和控制，但是心理上的痛苦则需要医护人员在同情和理解的基础上，用心理疏导等方法来帮助病人减轻。因为护士跟病人的接触最多，所以护士的鼓励和支持会给临终病人在生活的最后阶段带来一丝温暖，让他们有尊严地离开。护士应在把握临终病人心理特点的基础上，了解临终病人的需要，耐心、细心，以提高病人的生存质量为己任，让他们在生命的最后时刻能享受到高质量的护理。

（三）高度负责，全心全意护理

临终病人即将死亡的事实不可逆转，病人更关注生活质量，希望在最后的人生阶段能够活得有意义。医护人员应当从提高病人生存质量为出发点，照顾好病人的生活。首先，医护人员应该给病人提供一个安全、安静、舒适的，体现人文关怀的环境，有利于病人心理的稳定。其次，医护人员要有护理安全的危险意识，保证病人的安全。对于临终病人而言，死亡即将来临，他们的心理行为非常复杂，变化也非常快。有些病人可能出现自残甚至自杀的倾向，这对护士提出了更高的要求。护士应当在理解病人的基础上，加强安全防护，一旦出现问题能及时应对。再次，医护人员应向对待普通病人那样全心全意护理临终病人。尽管临终病人此时治愈的可能性很小，医疗的目的已经从治愈转为姑息和对症治疗。但是医护人员不能因为面对的是即将死亡的临终病人而马虎大意，不负责任。相反，因为临终病人的病情往往比较危重，病情复杂多变，对待临终病人，医疗护理工作更应该严谨，严密观察临终病人在治疗过程中的变化，如果有危险情况发生，应该冷静果断，及时处理，以最佳方案对病人进行救治。

（四）关心并支持临终病人的家属

临终病人即将死亡，对于病人本人来讲，固然是一种不幸，但是对于病人家属而言，生离

死别也是一种莫大的痛苦。家属一方面要承担自己的社会角色，照顾家中其他成员，处理生活与工作的关系；另一方面还要照顾病人，鼓励病人接受治疗，而家属自己的情感却无处释放，长期下来，精力和体力会严重透支。作为病人家属，他们非常清楚病人会随时离开，但是当病人有一天真的离开，病人家属的心理和行为会处于严重的应急状态，医护人员应及时给予心理疏导，给他们发泄的机会，帮助家属接受事实，尽早从失去亲人的悲痛中走出来，开始新的生活。

第四节 尸体护理伦理

一、死亡的含义与标准

（一）死亡的含义

什么是死亡？关于死亡，人类的认识有一个不断探索的过程。在中国古代，关于死亡，存在很多说法。在《说文解字》中，死亡被注释为：死，澌也，人所离也，澌，意“尽”，是水流完的意思。医学上，死亡是指生命活动和新陈代谢的终止。死亡是一个过程，临床上通常将死亡分为濒死期、临床死亡期和生物学死亡期三个阶段。濒死期是死亡过程的开始，心、肺等脏器极度衰竭，濒临停止的状态。随着意识和各种反射的逐渐消失，呼吸和脉搏逐渐停止，病人即将死亡。临床死亡期指脏器功能已经丧失，呼吸、心跳停止，中枢神经系统功能消失，整个生命活动已经停止。作为整体功能的人已经不存在，死亡已经发生。生物学死亡期，是死亡过程的最后阶段，也称作真正的死亡期，是指临床死亡之后，机体细胞和组织死亡，代谢完全停止，生命现象彻底消失。

（二）死亡的标准

1. 传统的死亡标准　传统的死亡标准又称为“心肺标准”，是指心脏停止跳动、呼吸停止，就意味着生命结束，死亡到来。长期以来，医学界一直把心肺功能作为生命最本质的特征，认为心肺功能停止就意味着死亡。然而，随着科学的发展，人们发现很多心脏停止跳动的病人被成功地抢救回来了。历史上有神医扁鹊让太子起死回生的传说。近代以来，因突发创伤和意外导致心脏骤停，而抢救复活者也不少见。随着人工心肺机的应用，很多被传统死亡标准判了死刑的人，仍能继续存活，这对传统的死亡标准提出了挑战，也促使医学专家去探索更科学的死亡判断标准。

2. 脑死亡（brain death）标准　1968 年，在世界第 22 次医学大会上，美国哈佛医学院特设委员会将“脑功能不可逆丧失”作为新的死亡标准，并制定了世界上第一个脑死亡诊断标准：

（1）不可逆的深度昏迷。

（2）自发呼吸停止。

（3）脑干反射消失。

（4）脑电波消失（平坦）。

凡符合以上标准，并在 24 小时或 72 小时内反复测试，多次检查，结果无变化，即可宣告死亡。但同时规定，必须排除体温过低（<32.2℃）或刚服用过巴比妥类及其他中枢神经系统抑制剂两种情况。1968 年，由世界卫生组织建立的国际医学科学组织委员会规定死亡标准，其基本内容是就是“哈佛标准”。

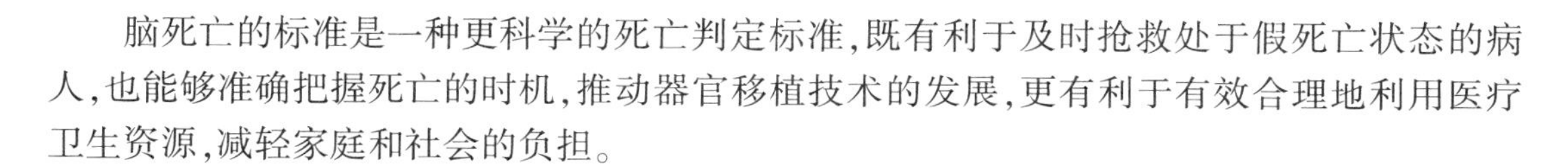

脑死亡的标准是一种更科学的死亡判定标准，既有利于及时抢救处于假死亡状态的病人，也能够准确把握死亡的时机，推动器官移植技术的发展，更有利于有效合理地利用医疗卫生资源，减轻家庭和社会的负担。

二、尸体护理伦理要求

病人死亡后，做好病人尸体处置工作是对病人生前良好护理的延续，也是临终关怀中一项重要的内容。尸体料理的目的是保持尸体清洁无味、五官端正、肢体舒展、位置良好，易于辨别。尸体料理是对临终病人实施护理的最后一步，良好的尸体料理，既体现了医护人员对死者的尊重与负责，也给予死者家属极大的安慰，体现了人道主义精神和高尚的职业道德。

（一）尊重死者，严肃认真一丝不苟

病人死亡后，护士应该按照护理操作规程进行处置，正确填写尸体鉴别卡，操作敏捷，不拖延时间。在处理过程中应该尊重尸体，不能动作粗暴，更不能随意摆弄暴露尸体。护士对的尸体良好料理过程既是对死者的尊重和负责，也体现了医学的人道主义精神。

（二）加强法律意识，处理好遗嘱、遗物

护士应该认真负责地妥善处理死者的遗嘱、遗物。病人死亡后，护士应当认真清点死者的遗物，及时转交家属，如家属不在场，应当由两名以上医护人员进行清点、登记，然后交给专人负责，通知家属来认领。如果没有家属认领，应该通知死者生前所在的单位或者居住地居民委员会（村民委员会）或者民政部门。如果死者在生前有遗嘱交代，医护人员应当如实记录遗嘱内容和病人当时的精神状态，找两名以上无利害关系人进行证明，并签字。如果情况危急，无家属在场，遗嘱人无法修改、更正。医护人员应找两名无利害关系人作为见证人，以见证人记忆的为准。

（三）安抚劝慰，做好家属的心理疏导工作

死者离开人世，但生者还要继续生活。最亲近的人离开人世，对于每一个人来讲都是一种痛苦的经历。护士应理解家属的感受，为家属提供宣泄的场所，鼓励其宣泄情感。如果家属有参与尸体料理的要求，应尽量满足，完成他们的心愿，并适当采取心理疏导，提供心理支持及建议，帮助其接受事实，尽早从悲痛中解脱出来。

（四）保护环境，对他人、对社会负责

如果病人在病室内死亡，为避免惊扰到其他病人，应尽快将死者转移到单间或者单独的抢救室，再进行处置，以免给他人造成不良刺激。如果条件不允许，应该放置屏风进行遮挡，减少刺激。对于特殊病人的死亡，比如传染病病人，应当严格按照要求对尸体进行隔离，并对病室及死者的用品进行消毒，防止传染。

（刘雪莲）

自测题

1. 一位老年病人进入医院门诊，家属以病人年老体弱、病情严重为借口，强行插进很长的候诊队伍，引起其他候诊病人的不满，面对即将引发纠纷，门诊护士的最佳做法是

A. 耐心劝说老人家属，要求其遵守就诊秩序

B. 护士查看老人病情，然后对其他候诊病人做解释说服工作，适当安排老人优先就诊

C. 根据现场情况采取具体措施，如果其他病人默认了老人的插队，就不做处置；如果

其他病人不同意，则出面维持秩序，令老人家属排队等候

D. 护士请示医生，请医生决定如何处置

E. 请示院领导决定

2. 以下**不属于**急诊护理特点的是

A. 病人病情发展迅速
B. 病人有时会涉及暴力事件
C. 病人多为传染病患者
D. 病人病情复杂
E. 病人病情紧急，须立即施救

3. 下列**不属于**老年病人身体特点的是

A. 听力下降，记忆力减退
B. 体温调节能力下降
C. 免疫功能下降，易发生交叉感染
D. 所患疾病病种单一
E. 行动不便

4. 下面关于临终护理理解**错误**的是

A. 为延长病人的寿命
B. 为提供病人的生存质量
C. 以对症、姑息治疗为主
D. 为病人家属提供心理支持
E. 减少病人的痛苦

5. 关于死亡的理解，正确的是

A. 目前医学界判断死亡的标准是心肺死亡标准
B. 在我国安乐死是合法的
C. 死亡教育是临终关怀的重要内容之一
D. 临床上一般将死亡分为三个期，临床死亡期是死亡的最后阶段
E. 死亡是指心肺功能停止，即心脏停止跳动，呼吸停止

6. 关于脑死亡标准的理解，**不正确**的是

A. 不可逆的深度昏迷
B. 自发呼吸停止
C. 反射消失
D. 脑电波消失(平坦)
E. 心脏停止跳动

7. 张女士，28岁。近来反复出现发热、间断性腹泻、食欲减退，病人得知自己抗-HIV(+)后，感到绝望，流露出对治疗失去信心。目前护士最恰当的护理措施是

A. 体贴沟通、心理支持
B. 保护隐私、不告知其家属
C. 给予高热量饮食
D. 加强皮肤和口腔护理
E. 遵医嘱给予药物治疗

8. 对于传染病病人的护理伦理要求，下列选项正确的是

A. 病人的个人信息可以告知其工作单位
B. 抢救传染病病人时应将隔离消毒放在第一位
C. 医护人员只需做好本职工作
D. 树立“大卫生观念”
E. 家属可以探视

9. 世界艾滋病日是

A. 每年9月1日
B. 每年11月10日
C. 每年12月1日
D. 每年12月10日
E. 每年1月12日

10. 一名未婚先孕的少女来妇产科做人工流产手术，护士正确的做法是

A. 向少女宣传妇产科最近引进的无痛人工流产技术,希望她能多介绍需要手术的朋友来医院接受手术
B. 谴责少女对自己身体和胎儿的不负责任,令其深刻反省
C. 告诉少女要尊重生命,劝其最好能生下孩子
D. 明确向病人指出未婚先孕的危害,指导她树立恰当的性观念并采取正确的预防设施,并为其人工流产手术提供良好的护理服务
E. 为其提供服务,但是要让她意识到未婚先孕是可耻的行为

11. 对于具有攻击性的精神病病人,护士采取的恰当护理设施是
A. 同情患者遭遇,密切注意病人举动,提供优质服务
B. 通知保卫部门,对精神病病人给予严格看管
C. 让负责护士与病人朝夕相处,以取得患者的信任
D. 在病人每次出现攻击性行为之后,找身强力壮的男护士对其教训一次
E. 为了安全起见,通知家属接患者出院

12. 护士护理一位欲将大月龄胎儿流产的孕妇,请分析护士的下列做法正确的是
A. 与医生一起认真分析孕妇的道德处境,为孕妇的行为作出道德评估,并做好劝解工作
B. 是否堕胎是孕妇个人的私事,护士不应插手干涉
C. 事不关己,高高挂起,为避免医疗纠纷,护士不要插手
D. 大月龄胎儿已能成活,堕胎属于杀人行为,护士应尽力阻止,必要时可报警
E. 为避免医院和个人卷入是非旋涡,应该设法让孕妇出院

13. 护士在工作中遇到一名哭闹不止的患儿。患儿母亲解释说,患儿哭闹是因为昨天要买的一个玩具父母没舍得买。为了完成治疗,护士的正确做法是
A. 向患儿许诺,如果接受治疗将为其买昨天要的玩具
B. 训斥患儿父母,以换取患儿的开心接受治疗
C. 为患儿买糖果,哄其开心接受治疗
D. 告诉患儿,若不接受治疗,将被逐出医院
E. 勒令患儿父母带患儿出院

14. 以下需防止交叉感染的科室是
A. 妇产科护理和儿科护理
B. 门诊护理和传染病患者护理
C. 精神病患者护理和老年患者护理
D. 普通外科手术护理和整形外科手术护理
E. 门诊护理和急诊护理

15. 陈某,男,79岁。因糖尿病住院一个多月。因为其与儿子关系不好,总疑心儿子要害死自己,霸占遗产,甚至拒绝护士对自己的治疗,认为护士已被儿子买通,因此经常对护士横眉冷对。此时护士恰当的做法是
A. 打电话给老陈家人,令其接老陈出院
B. 找老陈老伴来做好老陈的思想工作
C. 训斥老陈,让他不要疑神疑鬼
D. 强行治疗,以保证老陈疾病的缓解
E. 与老陈积极沟通,耐心谈话,解除老陈的心结

第六章　社区卫生服务护理伦理

学习目标

1. 具有尊重病人、保护病人隐私的意识和基本能力。
2. 掌握社区护理、突发公共卫生事件护理、家庭病床护理、康复护理的伦理要求。
3. 熟悉社区护理、突发公共卫生事件护理、家庭病床护理、康复护理的特点。
4. 了解社区护理、突发公共卫生事件护理、家庭病床护理、康复护理的概念。
5. 能运用护理伦理的要求解决临床中的道德问题。

随着医学模式的转变及现代护理的发展，护士与社会的联系越来越紧密。护理工作正在走出医院，走向社会。探讨社区护理、突发公共卫生事件应急处理、家庭病床护理、康复护理等所涉及的护理伦理问题，是护理伦理研究的重要课题。

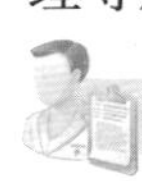

案例与思考

案例：

张伯伯，73 岁。3 年前因突发脑出血导致生活不能自理，日常生活均由妻子照料。前段时间，张伯伯因肺部感染需要静脉输液治疗。因其行动不便，家人与附近社区医院签订了一份卫生服务合同，医院委派一名护士每日定时入户为张伯伯进行静脉输液治疗，总计 14 天。第 8 天，护士入户服务时，其妻子外出买菜。护士在为张伯伯进行静脉输液治疗时，张伯伯发生尿床。

思考：

试运用社区卫生服务护理伦理分析护士应如何去做？

第一节　社区卫生护理伦理

一、概述

（一）社区的概念

“社区”一词来源于拉丁语，原意是“亲密的关系和共同的东西”。社区作为一个概念最早是 1887 年由德国学者汤尼斯提出的。20 世纪 30 年代初，我国社会学者费孝通把“社区”一词引入我国。他认为，社区是有若干社会群体或社会组织聚集在某一地域里形成的一个生活上相互关联的大集体。在我国，目前城市的社区范围一般是指经过体制改革后做了规模调整的街道或社区居民委员会的辖区，农村社区范围一般是指乡镇或行政村落。

（二）社区卫生护理的含义

社区卫生护理指应用多学科的知识进行社区调查，并经过社区诊断确定社区存在的主要健康问题以及与之相关的医疗、预防和保健需求，根据可以利用的社区资源，制订社区卫生计划，动员社区力量，提供多渠道的社区服务，达到在社区水平上防病治病、促进健康为目的的医疗活动。

（三）社区卫生护理的特点

1. 以生物-心理-社会医学模式为基础　生物-心理-社会医学模式取代生物医学模式是20世纪医学界最伟大的进步之一，是医学思维方式的重大进步，它不仅重视生物因素，而且也重视心理和社会因素在疾病发生、发展过程中的作用。社区卫生服务正是以生物-心理-社会医学模式为基础，将治疗和预防疾病、促进社区居民健康、提供社区居民生活质量结合起来，将服务对象由病人扩大到社区所有居民，并从居民个人、家庭和社会背景中全面考虑居民的健康和疾病问题。

2. 以健康为中心的综合性服务　社区居民的健康状况反映了国民身体健康的水平，同时也是影响社会、经济和文化发展的关键因素之一。社区卫生服务的责任和义务就是动员协调社区居民、社会各级组织和政府积极实施改善居民健康状况，促进积极的、整体的健康观的形成，在实践中体现动态、多维、整体的健康观，并把促进健康作为社区卫生服务的最终目标，把预防、医疗、康复作为实现这一目标的手段。要做到这一点，必须以健康为中心，在新的医学模式下积极开展社区卫生服务。

3. 以所有社区居民为对象的第一线服务　社区卫生服务是与基层百姓最先接触的服务，是当代医疗卫生服务的前沿阵地。它所关注的是与社区内居民健康状况有关的问题，如社区的卫生环境、居住条件、饮水卫生、疫情监测、社区居民的心理问题、诊疗服务、健康咨询、疾病的预防宣传和不健康的饮食习惯等，把社区居民的健康利益作为社区卫生服务的出发点。

4. 以社区为范围的协调性服务　社区环境是影响社区居民健康的重要因素，健康的社区是社区居民健康的重要保证。因此，要把社区健康发展列为社区发展的整体规划中，在社区层面上实施公共卫生和医疗预防保健措施。因而，提供社区卫生服务的医护人员必须具备各类技术专长，熟悉社区内、外的各种卫生资源，并与之建立相对稳固的关系，通过会诊、转诊、宣传和医疗咨询等协调性措施调动整个卫生预防、医疗保健体系以及社区的其他力量，共同解决社区居民的健康问题。

二、发展现状

（一）国外社区护理发展的现状

1. 英国　英国是社区卫生服务的发源地。社区服务形式主要有教区护理、健康访视和学校护理三种形式。教区护理是英国最重要的服务形式，通常由辖区内通科医生或诊所护士担任，施行全天护理服务。护理内容包括家庭护理、术后护理、病人出院护理、保健中心护理等。其中，以慢性病及活动受限病人的护理为主。健康访视服务主要进行疾病访视、婴幼儿及老年人巡视和健康教育。学校护理包括对学生进行体检和卫生保健、健康促进。

2. 美国　美国的社区护理开展时间较长，社区护理体系相当完善。美国社区护理形式主要有社区护理服务中心、老年服务中心、临终关怀中心、社区诊所四种形式。

社区护理服务中心是美国社区护理的主要服务形式，主要是以辖区内的居民为服务对象，为他们提供有关健康促进和疾病预防的护理服务。内容包括疾病预防、健康促进、家庭计划、妇幼保健、康复和常见疾病的基本治疗和护理。

老年服务中心主要是为一些低收入、无支付能力或只能够支付较低医疗保险的、病情较轻、生活可以自理的老年人提供的居家生活照顾。临终关怀中心由医生、护士、营养师、心理学家、社会工作者等共同组成健康团队，为临终病人提供关怀服务。社区诊所一般规模较小，服务内容简单，主要是为各个年龄段人群提供预防保健服务。

3. 日本　日本的社区护理体系由公共卫生护理和居家护理两个领域构成。公共卫生护理的服务机构由保健所和保健所管辖的市街村保健中心构成，其活动主体为保健师，活动内容包括：地区健康问题的诊断、儿童虐待的预防、成人习惯病的预防、精神障碍者的支援等。居家护理是为有护理需求的居家疗养者及其家庭成员提供服务，服务内容包括各种诊疗处置、康复护理、观察病情、用药管理、饮食或外出等日常生活的指导和援助、与医疗机构的联络、压疮护理、体位保持训练。

（二）我国社区护理的发展及现状

我国的公共卫生护理始于1925年，北京协和医学院在护理教育课程中增设了预防医学课程，同年在格兰特教授的倡导下，与北京市卫生科联合创办我国第一所公共卫生机构，称为“北京市第一卫生事务所”。1945年北京协和医学院成立公共卫生护理系，同年，北京市发展到4所卫生事务所。新中国成立后，尤其是恢复高考后，社区护理教育得到了快速的发展，既有社区护理专科层次，也有本科、硕士层次，形成了完善的学科教育体系。与此同时，国家也把推动社区护理发展工作作为卫生改革的重要内容。2002年，卫生部出台了《社区护理管理的指导意见（试行）》，规范了社区护理工作任务与社区护士职责，推动了社区护理发展。2005年，发表的《中国护理事业发展规划纲要（2005-2010年）》中提到发展社区护理，拓宽护理服务。2011年，卫生部发表的《中国护理事业发展规划纲要（2010-2015年）》中提到，到2015年，通过开展试点，探索建立针对老年、慢性病、临终关怀患者的长期医疗护理服务模式，大力发展老年护理、临终关怀等服务，扩大护理服务领域，加快护理产业发展，提高医疗护理服务的连续性、协调性、整体性，面向社会提供高质量的护理服务。同时，到2015年，在基层从事工作的护士达到30万人，其中，社区卫生服务机构的医护比达到1∶1～1∶1.5。

三、社区卫生护理伦理要求

（一）社区卫生护理中护士的角色定位

按照社会学家米特的“角色理论”，任何社会个体都属于某个社会群体，都充当着一定的社会角色。从事护理工作的人员属于护士群体，在社会中行使着护士的角色，但是从事社区卫生服务工作中的护士不仅仅扮演护士的角色，在一定意义上还要充当医生或者助理医生甚至大于医生的角色。在社区卫生服务中，由于护士要深入到家庭和居民中去，不可能与医生同行，因此护士要独立地面对各种情况，对于每种疾病都要有所掌握。另外，社区卫生服务要面对的不仅仅是解除疾患，更多的是提供一些卫生保健、预防措施、康复医疗等，这种角色的改变，对护士的素质提出了更高的伦理要求。

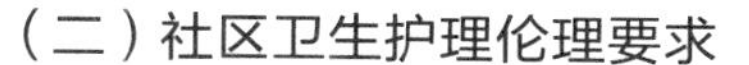

（二）社区卫生护理伦理要求

1. 尊重护理对象的人格　社区护士在提供护理服务时，应尊重每位护理对象。无论与服务对象是否熟悉，打招呼、问候语都要使用尊称和敬语，不能使用命令的语言，不能讽刺、挖苦，更不能利用工作之便，在护理对象痛苦或危难之际，谋取个人利益。当社区护士为老年护理对象提供服务时，老年人可能因为听力和表达能力以及理解力困难而出现急躁情绪，甚至不礼貌的态度，护士更要耐心服务，绝不能冷眼相对或拒绝服务。

2. 维护护理对象自主的权利　在尊重护理对象人格的同时，社区护士还要维护护理对象的自主权利。在提供护理服务时，要为护理对象提供与之相关的各种信息，说明医疗护理的目的和利弊，尊重他们自己的选择。

3. 保护护理对象的隐私　社区护理工作要求社区护士必须与社区居民建立一种密切、融洽的关系。伴随这种关系的建立，护理对象会向社区护士倾诉自己的病情、经济状况、家庭问题、夫妻情感问题、婆媳关系问题、心理问题等，如果社区护士不注意保密，泄露给社区其他人员，不仅会破坏护患关系，甚至给护理对象造成更深的伤害或带来更大的痛苦。因此，社区护士一定要对护理对象提供的个人信息严格保密，决不能利用自己的身份和工作之便泄露护理对象的隐私。

4. 一专多能，综合服务　社区护理是一专多能的综合性服务，既能对重点人员进行身心整体护理，又能在伤病现场进行初步急救；既能对康复期的病人进行康复训练指导，又能开展健康教育、卫生科普知识和疾病预防的宣传；既能开展社区卫生防疫，又能熟悉药品、医疗器械的配置和使用。因此，社区护士要学习多学科知识，为护理对象提供优质的综合服务。

5. 简洁高效，规范具体　社区护理工作要求因地制宜，简洁高效。社区护士要充分发挥主观能动性，刻苦钻研业务，做到对常见病的处理及时有效，避免病情的发展，把病人的痛苦降低到最低点。同时，每项护理工作又必须遵守严格、具体的操作规范。只有这样才能急病人之所急，保证护理质量，为社区居民提供优质高效的社区卫生服务。

第二节　突发公共卫生事件护理伦理

一、概述

（一）突发公共卫生事件的含义

突发公共事件是指突然发生，造成或者可能造成重大人员伤亡、财产损失、生态环境破坏和严重社会危害，危及公共安全的紧急事件。

2006 年 1 月国务院颁布的《国家突发公共事件总体应急预案》规定，根据突发公共事件的发生过程、性质和机制，突发公共事件分为自然灾害、事故灾难、公共卫生事件和社会安全事件四类。

突发公共卫生事件（emergent public health events）是突发公共事件的一个组成部分。突发公共卫生事件是指已经发生或者可能发生的、对公众健康造成或者可能造成严重损害的重大传染病疫情和不明原因的群体性疫病，还有重大食物中毒和职业中毒，以及其他严重危害公共健康的事件。

突发公共卫生事件主要包括：①重大传染病疫情：指传染病在集中的时间、地点发生，导致大量传染病人的出现，其发病率远远超过平常的发病水平。②群体性不明原因疾病：指在一定时间内，某个相对集中的区域内同时或者相继出现多个（3～20个或以上）有共同临床表现的病人，但暂时不能明确诊断的疾病。这种疾病可能是传染病、群体性癔症或某种中毒。③重大食物和职业中毒以及有毒气体泄漏等其他严重影响公共健康的事件。

（二）突发公共卫生事件应急护理特点

1. 社会影响广泛　突发公共卫生事件不仅会造成人们的心理恐慌，对人们的日常生活、工作秩序和社会稳定也会带来负面影响。对突发公共卫生事件处理不好，会从区域性危机扩展到全国性危机，影响一个国家的社会、经济和外交等多个领域，甚至有时波及世界，造成全球性公共危机。

2. 时间紧迫　公共卫生事件发生突然，人们往往没有心理上的准备，常常让人们措手不及，无法用常规性规则进行判断，但又必须迅速作出决策，迅速调配人力物力，力求在第一时间开展应急处置工作，以防止扩散，减少损失，降低社会影响。有关部门、医疗卫生机构应当做到早发现、早报告、早隔离、早诊断、早治疗，采取果断措施，切断传播途径。

3. 危险性强　突发性公共卫生事件瞬息万变，异常复杂。有些疾病传染性强，发病原因复杂；有些原因不明的疾病，人们无法作出判断，防范难度大；有些卫生事件如毒气泄漏等，环境复杂，要一边切断泄漏源，一边处理污染的环境，还要同时救助中毒的人员。在这样的环境中开展应急处理工作要面临重大的生死考验。

4. 责任重大　突发卫生公共事件具有群体性的特征，一旦发生，大批人员需要在同一时间进行急救，而且救治与防疫同时并举，造成医患比例严重失调，医疗资源相对缺乏，救治工作极度紧张，高强度、超负荷运转势在必行，这无疑会加强护士的责任。因此，护士要明确突发性应急护理工作任务的艰巨、责任的重大，配合医生进行救治工作，搞好伤、病、疫情观察，做好基础护理和专科护理工作。

5. 协调性强　由于突发公共卫生事件可能会造成重大的社会影响，且造成事件的原因和疾病传染的途径复杂，为了有效地应对危机事件，需要社会联动，甚至国与国之间的合作和国际组织的参与。护理工作必须保持良好连贯性和协同性要求，如果在护理的任何环节上或环节的衔接上出现差错，就会给整个应急救助工作带来被动的局面。因此，参与应急护理的人员既要从宏观上统筹全部护理过程的各个环节，又要一专多能地从微观上处理好每个被救治人员。

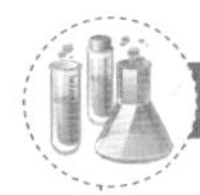

知识窗

在突发公共卫生事件应急护理中对护士的要求

依据《护士条例》第十九条的相关规定：护士有义务参与公共卫生和疾病预防控制工作。发生自然灾害、公共卫生事件等严重威胁公众生命健康的突发事件，护士应当服从县级以上人民政府卫生主管部门或者所在医疗卫生机构的安排，参加医疗救护。

依据《护士守则》第七条的相关规定：护士应当参加公共卫生和健康促进活动，参与突发事件时的医疗救护。

护士应当积极参与公共卫生及健康促进活动，倡导并支持各项有利于公共健康的工作，增强公众预防疾病、维护和促进健康的意识与能力。发生自然灾害、公共卫生事件等严重威胁公众生命安全和健康的突发事件时，护士应当服从政府部门和所在医疗卫生机构的安排，履行医疗救护的社会责任。

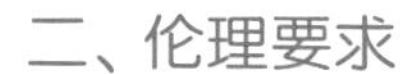

二、伦理要求

（一）事件处理中的责任

1. 伦理责任　公共卫生组织、卫生行政管理当局和公共医疗机构及医务工作者均应当担负起保护公众身体健康的责任，承担起治病救人的职业责任。这是职业伦理的基本要求。护士的伦理责任如下：①护士应当服从突发事件应急处理指挥部的统一指挥，相互配合、协作，集中力量开展相关的科学研究工作。②护士应当配合医生对应急突发事件致病的人员提供医疗救护和现场救援，对就诊病人必须接诊治疗，并书写详细、完整的病历记录；对需要转送的病人，应当按照规定将病人及其病历记录的复印件转送至接诊的或者指定的医疗机构。③护士应当采取卫生防护措施，防止交叉感染和污染。对传染病病人密切接触者采取医学观察措施，确认是否被传染，或是否需要采取隔离措施。④传染病暴发、流行时，护士应当组织力量，团结协作，群防群治，协助做好疫情信息的收集和报告、人员的隔离、公共卫生措施的落实工作，向居民、村民宣传传染病防治的相关知识。

2. 法律责任　国务院制定的《突发公共卫生事件应急条例》第五十条规定：医疗卫生机构有下列（见“知识窗”）行为之一的，由卫生行政主管部门责令改正、通报批评、给予警告；情节严重的，吊销《医疗机构执业许可证》；对主要负责人、负有责任的主管人员和其他直接责任人员依法给予降级或者撤职的纪律处分；造成传染病传播、流行或者对社会公众健康造成其他严重危害后果、构成犯罪的，依法追究刑事责任。

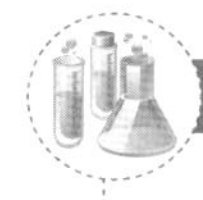

知识窗

《突发公共卫生事件应急条例》

第五十条　医疗卫生机构有下列行为之一的，由卫生行政主管部门责令改正、通报批评、给予警告；情节严重的，吊销《医疗机构执业许可证》；对主要负责人、负有责任的主管人员和其他直接责任人员依法给予降级或者撤职的纪律处分；造成传染病传播、流行或者对社会公众健康造成其他严重危害后果，构成犯罪的，依法追究刑事责任：

（一）未依照本条例的规定履行报告职责，隐瞒、缓报或者谎报的。

（二）未依照本条例的规定及时采取控制措施的。

（三）未依照本条例的规定履行突发事件监测职责的。

（四）拒绝接诊病人的。

（五）拒不服从突发事件应急处理指挥部调度的。

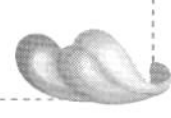

（二）事件处理中的伦理要求

1. 坚持科学态度　应急处置突发公共卫生事件要秉承科学精神和实事求是的态度，以科学的态度对待疫情、确定发病原因、采取有效的预防措施，制订各种突发公共卫生事件的应急预案，建立科学的预警机制，加强疾病预防控制和完善卫生监督监测的机构建设，提供科学预测预报的能力。护士在参与应急救治护理中，要以科学的态度和方法进行护理，同时还要进行传染病科学预防知识的宣传。

2. 忠于职守，无私奉献　突发公共卫生事件应急护理是一项异常艰巨的任务，直接关系到人民群众的生命安全和社会稳定。护士应充分认识突发公共卫生事件应急护理的重要意义，热爱本职工作，忠于职业操守，甘于奉献，将病人和广大人民群众的利益放在首位。在疫情发生时,积极发挥聪明才智,克服困难,利用自己的专业知识和技能为病人服务。在疫情暴发时,不退缩、不畏惧,以高尚的职业道德,勇于奉献的精神,奔赴临床或现场一线,完成救死扶伤的天职,不负白衣天使的美誉。这是对护士最基本的伦理道德要求。

3. 团结协作,群策群力　处置突发公共卫生事件是一项复杂的社会工程,需要政府有关部门、社会组织的相互协调,相互支持,才可能缩短救助时间,取得最大的救助效果。护士必须服从统一调度,在第一时间到达指定地点或岗位。在救护过程中,要与突发卫生事件处理专家组或医生密切配合,认真落实救护方案,及时反馈在救护过程中发现的情况,对于救护的每一个环节都不能有任何松懈或怠慢,更不能相互推诿、敷衍塞责,应尽最大可能将病人可能发生的情况在最初阶段予以科学预测和处理。

4. 果敢机警,严肃认真　突发公共卫生事件发生时,在短时间内会出现大量的伤病员。在这种纷乱的工作中,护士要临危不乱,保持头脑冷静,果断机警,及时准确地应对和处理各种突发事件。在现场抢救护理中,护士还应以高度的责任心和敬业精神,尽最大努力为病人服务,将突发公共卫生事件的危害降到最低程度。

第三节　家庭病床护理伦理

一、概述

(一)家庭病床的含义

家庭病床(family bed)是医疗卫生部门为适应在家庭进行计划治疗和管理而就地建立的病床,它融预防、保健、医疗、康复于一体,立足于社区家庭,综合了医学、护理学、社会学和行为科学的成果,为方便群众并向行动不便和就医困难的病人提供医疗卫生服务。

家庭病床在我国历史上很早就出现了,那时医生经常到病人家里进行诊治。20 世纪 80 年代家庭病床在我国再度兴起,新的家庭病床模式是在生物-心理-社会医学模式的指导下建立起来的,它是我国三级预防保健网的完善和补充,有利于方便病人诊疗,缓解看病难、住院难的问题;有利于减轻病人、家属和社会的经济负担;有利于改善医患关系,加强医德医风建设;有利于提高医疗保健质量,促进临床医学与社会医学的结合,奠定了我国家庭医学发展的基础。

(二)家庭病床护理的特点

家庭病床护理与医院病床护理相比具有以下特点:

1. 对象的特殊性　家庭病床主要收治的对象不同于临床病人,它包括年老、体弱、行动不便或需要家中照顾、去医院就诊有困难的病人;经医院诊治或急诊留观后病情稳定仍需继续治疗的病人;有住院治疗的客观要求,但因种种困难不能住院治疗又符合家庭病床收治条件的病人等。

2. 内容的全面性　我国的家庭病床融预防、保健、医疗、康复于一体。①家庭病床的护理不像医院病床护理那样有明确具体的分工,护士除做好必要的辅助治疗外,还要了解病人,与病人及其家属交流,进行心理健康咨询与调节。②协助病人或病人家属改善居家环境,合理安排病人的饮食起居和康复训练。③向病人家属做护理示教,宣传疾病预防和康复保健的知识,提高家庭互助保健和自我护理的能力,促进病人的康复。

3. 护患关系的紧密性　建立家庭病床,变病人“登门求医”为护士“送医上门”,护士在家庭环境下为病人提供护理服务,护患关系变得较为融洽紧密,这有利于建立“约定-临床医师模式”的护患关系模式;护士在与病人的密切接触和语言沟通中,建立了互相信任、互相合作的良好关系,也有利于病人的治疗和康复;在与病人的密切接触中,护士对病人的生活环境、病情以及心理状态有比较深入的了解,这为病人有效的治疗和护理提供了可靠的依据。此外,病人及其家属还可以及时地向护士反映治疗的感受、治疗的效果以及临床表现等,表达自己的愿望和要求,从而有利于疗效的提高。

4. 心理护理的重要性　病人因年龄、性别、民族、文化、信仰、职业和经历的不同,有不同的心理差异;病人因所患疾病的种类、病程、病情的不同而产生诸如恐惧、焦虑、期待、挫折等不同的心理;家庭病床的病人因未住院治疗而有不安全感,有的明知自己患病而又不敢面对,有的因为治病给家庭带来负担而产生负罪感。这些心理障碍都需要护士帮助病人去克服。家庭病床的护士要调动病人的主观能动性,帮助他们树立战胜疾病的信心,深入了解病人及其病人家属的心理活动、心理需求以及存在的心理问题,有的放矢地进行心理护理,创造适宜病人治疗和康复的环境。同时还要说服病人家属理解病人、关怀体贴病人,使病人感觉到家庭治疗环境的优势和亲情的温暖,调整自我,以最佳心理状态接受治疗和护理。

二、伦理要求

(一)平等尊重,热情服务

护士要尊重病人的人格及其医疗保健权利,不能以病人的社会地位、经济条件、职业、民族、风俗习惯、信仰、居住条件、文化程度、卫生环境等差别而给予不同的服务。护士所面对的都是同样的病人,对于任何病人,都要一视同仁,平等尊重,热情、周到服务。

(二)诚实守信,及时服务

家庭病床的病人居住分散,护士要走街串户地去服务。在服务时,不论发生什么事情,都必须履行诺言或约定,按时定点提供医疗护理服务,切实维护病人利益,体现全心全意为人民服务的高尚道德情操,特别是当个人利益与病人利益发生冲突时,要以病人利益为重。

(三)尊重信仰,慎言守密

从事家庭病床服务的护士深入到病人家中服务,有意无意地会了解或接触到病人及其家属的隐私,护士要保守秘密,不得说长道短,搬弄是非。有些病人或家属可能会有不同的信仰,护士应尊重他们的信仰自由,不可评论、褒贬病人或其家庭成员的信仰。

(四)目标明确,团结协作

家庭病床收治的病人往往集多种疾病于一身,需要各学科的密切配合,护士除加强与病人及其病人家属的相互信任、密切协作与支持外,还要与相关的医务人员密切合作,协调共事,形成一致的目标,规范医疗护理程序,及时传递信息,提供及时的医疗护理服务,促进病人的早日康复。

(五)自我约束,做到慎独

护士在提供家庭病床护理服务时,单独处理问题的机会会更多,在缺少同行监督的情况下,做到自律慎独是卫生医疗服务的重要原则。要加强自我约束,自觉按照规章制度及操作规程为病人服务,不以职谋私,努力达到“慎独”的高尚道德境界。

第四节 康复护理伦理

一、概述

（一）康复护理的含义

康复护理(rehabilitation nursing)是指根据伤残者总的治疗计划，围绕全面康复的目标，通过护士与康复医生及有关人员的密切配合，帮助伤残者达到功能恢复或者减轻伤残、预防继发伤残为目的的护理活动。

康复护理是康复医学的重要组成部分，是一门对疾病伤者或残疾者在身体上和精神上进行康复护理的医学学科，其目的是消除或者减轻病人功能上的障碍，根据病人的实际需要，帮助病人在其条件许可的范围内，最大限度地恢复其生活能力和劳动能力，重返社会生活。康复护理所服务的对象不仅是先天发育障碍或先天性病残者，而且也包括疾病所致的病残者。

（二）康复护理的特点

随着医学模式的变化，社会心理因素在人的身心健康中所起的作用日益明显，康复医学作为一门新兴的学科其外延也日益拓宽，同时康复医学的主旨还强调病人的全面康复、长期康复，因此康复护理具有以下特点：

1. 协调性　当代康复医学强调全方位的康复，也就是从医疗康复、教育康复、职业康复和社会康复等方面促成病人全面的、长期的康复。其中医疗康复是全面康复的基础，它是为达到康复目的而采取的功能诊断、治疗、训练和预防的技术；教育康复主要是针对幼儿或青少年所患有的听力、语言、视力、智力等方面的缺陷或障碍而进行的特殊教育，目的是为他们创造适应社会的条件；职业康复是为伤残者从事某种职业而提供的一些帮助；社会康复是全面康复的最高要求，它是为消除伤残者对环境的障碍而采取的措施，包括全社会要保证实现伤残者对医疗、教育和职业康复的要求，依法为伤残者创造良好的社会条件和社会环境等。同时伤残者也要发挥自身潜力，自立自强，积极履行社会职责。可见伤残者的全面康复需要护士、医生、特殊教育工作者、家庭、社会组织、政府等共同协调，才能使伤残者恢复独立的生活、学习和工作，在家庭和社会上过有意义的生活，真正重返社会。

2. 整体性　在康复医学中，重视整体康复是一个突出的特点，因为伤残者除了身体结构或功能不同程度的丧失外，还存在不同程度的心理障碍。因此康复功能的检查不能仅满足于作出生理功能的诊断，还要对病人各种身体障碍的性质和程度进行康复评估。而对严重的心理障碍伤残者，护士要密切配合医生运用各种心理技术与方法开展心理治疗和护理，使伤残者心理功能得到补偿，以减轻或消除症状，改善心理状态，使之适应生活并提高他们的生活质量。康复护理的这一特点是“生物-心理-社会”医学模式的具体体现。

3. 连续性　伤残者的康复是一个漫长的过程，特别是生理功能和心理功能的康复，是一个复杂、长期身心变化的过程，不可能寄希望于短暂的住院诊疗，有的在出院后要继续进行康复治疗，如门诊治疗、社区治疗、家庭病床的治疗，有的要在生活中，通过康复指导来慢慢地进行康复。随着社区卫生服务网络和家庭病床的建立，康复护理将向一体纵向服务的方向发展，护士应积极地投入整个康复服务护理系统中，为伤残者最大限度的康复发挥重要作用。

二、伦理要求

护士是伤残者功能恢复的主要指导者和训练者，护理工作的过程和护理的效果直接关系到预期的全面康复目标的实现，所以护士应恪守以下伦理要求：

（一）理解同情，尊重病人

一切伤残者都拥有与其他健康公民相同等的公民权利。但是由于伤残者身心残疾而降低甚至丧失了获得自身权利的能力，会表现出敏感、多疑、自卑、焦虑、恐惧、烦躁等不安的情绪，他们心理脆弱，容易受到伤害，极易产生孤独感和自卑感。因此护士在康复护理中要理解、同情、帮助他们，增加其生活的勇气和信心，使之密切配合医护人员尽快得到最大限度的康复。同时护士还要尊重他们的人格和权利，以文明的语言、诚挚的态度对待他们，尽量满足伤残者生理和生活的正当要求，决不可冷落、怠慢、歧视、伤害他们，而且要通过社会宣传，消除社会上少数人对残疾人的歧视，让他们和正常人一样共享社会发展的成果。

（二）系统指导，因人施护

康复护理是在有效评估病人生理、心理、社会等方面信息的基础上，进行科学分析和判断，制订个性化的系统康复计划并组织实施，优化方案，随时调整，注重护理效果的客观评价。护士需要尊重科学，主动工作，全面分析，系统指导，立足于提高病人自我效能为目标，指导和帮助病人掌握康复训练方法和自护技术，预防疾病的复发，提高生存质量。

（三）持之以恒，耐心尽责

康复过程一般比较漫长，恢复也比较缓慢，护士必须有耐心、细心、毅力和恒心，坚持进行长期的护理和治疗。进行康复训练时要耐心指导、做好示范、细心照料、循序渐进，恢复一项、巩固一项，不能有急躁情绪，更不能暴露护士信心不足的情绪，否则会打击伤残者的信心，使已经恢复的效果重新丧失，甚至会加重或出现新的身心障碍。同时护士要在业务上努力进取，加强康复医学知识的学习，熟练掌握康复护理技术，不断总结康复病人的特点和康复护理规律，更好地为康复病人做好康复护理服务。

（四）团结协作，重视心理康复

康复医学是一项社会性很强的工作，体现了多元化、多方位的特点，需要多学科的知识和多学科的医务人员、工程技术人员、社会工作者的参与，因此护士要与各种人员密切协作。同时，由于伤残者心理状态复杂，特别是后天残疾的人，情绪波动更大，护士必须了解伤残者的心理特点，重视心理的康复。

（方小英）

自测题

1. 社区作为一个概念最早提出的人是
   A. 丽莲·伍德　B. 汤尼斯　C. 费孝通
   D. 威廉·勒斯明　E. 康德
2. 社区卫生护理的基础是
   A. 神灵医学模式　B. 自然哲学医学模式
   C. 生物-心理-社会医学模式　D. 生物医学模式
   E. 医学生物模式

3. 下列**不属于**社区卫生护理特点的是
   A. 以健康为中心的综合性服务
   B. 以生物-心理-社会医学模式为基础
   C. 以所有社区居民为对象的第一线服务
   D. 以社区为范围的协调性服务
   E. 以教区护理服务为主
4. 美国社区护理的主要服务方式是
   A. 教区护理
   B. 公共卫生护理
   C. 社区护理服务中心
   D. 健康访视护理
   E. 临终关怀中心
5. 下列国家中,社区护理体系由公共卫生护理和居家护理两个领域构成的是
   A. 英国 B. 新加坡 C. 美国 D. 德国 E. 日本
6. 突发公共卫生事件应急护理中最基本的伦理道德要求是
   A. 团结协作,群策群力
   B. 坚持科学态度
   C. 果敢机警,严肃认真
   D. 忠于职守,无私奉献
   E. 敢担风险,甘于奉献
7. 对家庭病床护理理解**不正确**的是
   A. 家庭病床融预防、保健、医疗、康复于一体
   B. 有利于建立“约定-临床医师模式”的护患关系模式
   C. 促进家庭成员负责平均承担经济负担
   D. 家庭病床的护士要调动患者的主观能动性,帮助减轻由家庭病床护理问题引起的精神负担
   E. 心理护理尤为重要
8. 下列**不属于**家庭护理服务中心服务对象的是
   A. 长期慢性病病人
   B. 生活不能自理者
   C. 需要护理处置或基础护理者
   D. 急性病病人
   E. 年老、体弱、行动不便去医院、就诊困难的病人
9. 康复护理体现了“生物-心理-社会”医学模式特点的是
   A. 协调性 B. 整体性 C. 连续性 D. 紧密性 E. 长期性
10. 下列**不属于**康复护理伦理要求的是
   A. 果敢机警,严肃认真
   B. 系统指导,因人施护
   C. 理解同情,尊重病人
   D. 团结协作,重视心理康复
   E. 持之以恒,耐心尽责

第七章　护理科研伦理

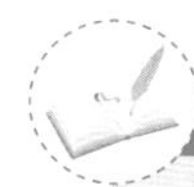

学习目标

1. 具有规范人体实验、生育控制、人类辅助生殖技术、器官移植的科学伦理意识。
2. 掌握人体实验、人类辅助生殖技术和器官移植技术应遵循的伦理原则。
3. 熟悉人类辅助生殖技术面临的伦理问题;尸体器官移植和活体器官移植面临的主要伦理问题。
4. 了解人体实验的含义和类型、人类辅助生殖技术和器官移植的含义。
5. 能正确运用伦理原则分析人体实验、生育控制、人类辅助生殖技术和器官移植中涉及的各种伦理问题。

第一节　人体实验伦理

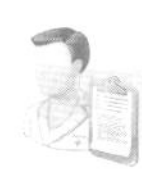

案例与思考

案例:

1963 年,在美国的犹太人老年医院,有 22 名慢性、衰弱的非癌症病人经真皮被注射了活的人癌细胞,目的是想了解外来的癌细胞在衰弱的非癌症病人体内是否比在衰弱的癌症病人体内存活期更长。这项研究由美国公共卫生署和美国癌症学会共同资助。他们没有告知病人注射液含有癌细胞。院方称每个病人都给予了口头同意,但真实的情况是没有告知病人,许多病人都处于无法给予“有效同意”的状态中,医院管理者试图隐瞒“缺乏同意”的事实,事后又伪造了一些“手写同意书”。

思考:

1. 本案例中所涉及的伦理矛盾有哪些?
2. 人体实验应遵循的伦理原则是什么?

一、概述

(一)含义

人体实验(human subjects experimentation)是直接以人体作为受试对象,用科学的方法,有控制地对受试者进行观察和研究的医学行为过程。

（二）意义

1. 人体实验是医学存在和发展的必要条件，特别是近代实验医学产生以后，科学的人体实验成为医学科研的核心和医学发展的关键。

2. 人体实验是医学研究成果从动物实验到临床应用的唯一中介，动物实验可以给临床医学带来很大的帮助，但动物实验不能代替人体实验。

3. 为了解药物的安全性和治疗效果，比较新旧药物之间的异同，需要进行人体实验。医学科学的发展必须进行人体实验，人体实验是现代生物医学研究的中心支柱。

（三）类型

1. 自然实验　是为医学目的而进行的有益工作，整个过程和后果不是出自实验者的意愿，实验者没有损害受试者利益的直接行为，所以其伦理价值是被肯定的。

2. 自愿实验　是受试者在充分了解实验过程和后果的前提下自愿参加的人体实验，双方处于平等地位，其伦理价值也是被肯定的。

3. 自体实验　鉴于高度的危险性，实验者利用自己的身体进行的实验，体现了实验者高尚的道德品质和献身精神。

4. 强迫实验　是违背受试者的意愿，受试者迫于压力而参加的实验，其伦理价值是完全被否定的。

（四）人体实验的伦理矛盾

1. 利与弊的矛盾　许多人体实验，尽管目的是为了提高诊疗水平，治疗疾病，但实验本身往往利中有弊、弊中有利，处于利与弊的矛盾状态中。许多新疗法和新药物的试用，都存在着利与弊的矛盾。

2. 科学利益与受试者利益的矛盾　科学利益与病人利益，从根本上是一致的，但在实践过程中又是矛盾的。人体实验自始至终存在着科学利益与受试者利益之间的冲突。如果是临床性实验，而且实验内容与受试者所患疾病的治疗有关，那么这种冲突一般可以得到缓和；如果是非临床性实验，实验内容与受试者所患疾病的治疗无直接关系，或者受试者是健康人，这种冲突就容易激化。

3. 自愿与无奈的矛盾　人体实验是以人体作为受试对象的，因此作为受试的人应该是自愿的。但有的自愿者是由于金钱、生活所迫而同意或签字的，有的自愿者是出于对自己疾病救治的企望，这种情况在道德上就会出现自愿与无奈的矛盾。至于非自愿实验，即迫于武力或政治压力、受欺骗、胁迫、诱导而参加的实验更不是真正的自愿。

4. 主动与被动的矛盾　在人体实验中，实验者完全明确实验的目的、要求、途径和方法，在一定程度上对后果的利与弊也有所估计，且对可能出现的危害制订了相应补救的措施，所以实验者是主动的。而受试者则对实验的目的、要求和方法大多不了解或不太明确，对可能发生的危害亦无相应的措施，因此是被动、盲目的。

二、伦理原则

从人体实验的道德实质和伦理价值分析出发，人体实验应当坚持以下四个方面的伦理原则，以规范人体实验的具体行为和过程，使之符合医学伦理原则的要求。

（一）医学目的性原则

人体实验的直接指向和目的是在宏观上发展医学、积累医学知识、为人类的健康服务，

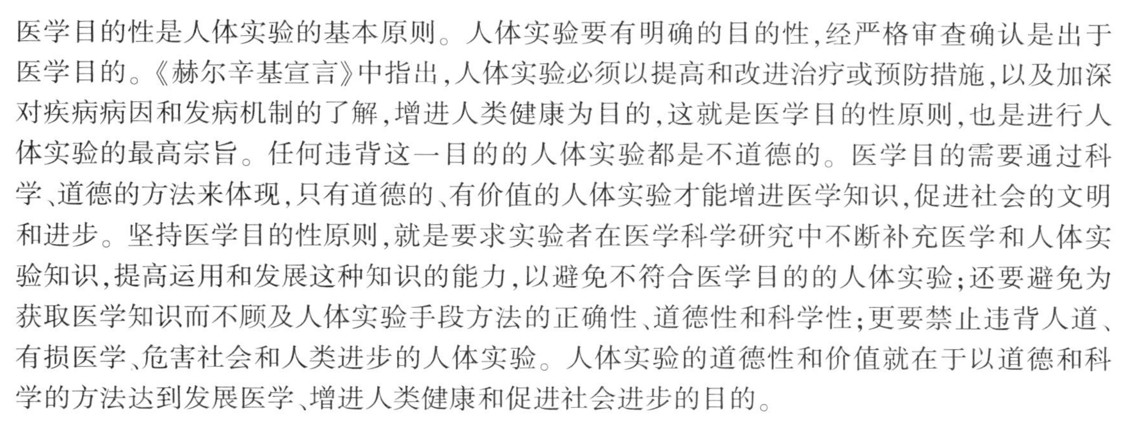

医学目的性是人体实验的基本原则。人体实验要有明确的目的性，经严格审查确认是出于医学目的。《赫尔辛基宣言》中指出，人体实验必须以提高和改进治疗或预防措施，以及加深对疾病病因和发病机制的了解，增进人类健康为目的，这就是医学目的性原则，也是进行人体实验的最高宗旨。任何违背这一目的的人体实验都是不道德的。医学目的需要通过科学、道德的方法来体现，只有道德的、有价值的人体实验才能增进医学知识，促进社会的文明和进步。坚持医学目的性原则，就是要求实验者在医学科学研究中不断补充医学和人体实验知识，提高运用和发展这种知识的能力，以避免不符合医学目的的人体实验；还要避免为获取医学知识而不顾及人体实验手段方法的正确性、道德性和科学性；更要禁止违背人道、有损医学、危害社会和人类进步的人体实验。人体实验的道德性和价值就在于以道德和科学的方法达到发展医学、增进人类健康和促进社会进步的目的。

（二）知情同意原则

判断人体实验是否符合道德的第一标准，是这一实验是否取得了受试者的知情同意。受试者在详细知情的前提下有独立的、自主的决定权，任何人都不能以任何理由侵犯他人的自主权，或采用欺骗、强迫手段取得受试者的同意。

人体实验必须为受试者提供充分知情的所有条件，要把实验的目的、过程、方法、预期效益，特别是实验可能产生的危害和受试者在任何时候有拒绝或退出实验的权力，以及实验者将会采取的医疗保护措施和手段等，详细如实地介绍给受试者，获得受试者的自愿同意后方可进行，受试者应签署书面知情同意书。

（三）维护受试者利益原则

人体实验必须以维护受试者利益为前提，即以无伤害或者利大于弊为前提，科学研究的重要性应服从于保护受试者的利益不受伤害。这一原则应贯穿于整个实验的全过程。对待不同的受试对象应有不同的具体要求：①以病人为受试者，实验只能限于病人所患疾病的范围内。②以健康人为受试者，要保证受试者的健康不会受到伤害。③以儿童为受试者，要确保对儿童有益无害，并且得到其监护人的同意。④一般不允许以犯人作为受试者。

人体实验必须严肃对待，实验必须是站在维护受试者利益的立场上，即受试者的利益高于一切。人体实验的具体要求：①实验前要充分论证实验的科学性与可行性，充分估计实验的益处和风险，筛选并放弃弊大于利或将严重危害受试者利益的实验。②必须进行可靠的动物实验，并获得了充分的科学依据且确认对动物无明显毒害作用后，方可进行人体实验。③必须有严密科学的实验设计和有效安全的实验程序，充分有效地预备安全防护及补救措施。④实验应在具有相当学术水平和经验的专业人员亲自监督和指导下进行。

（四）实验对照原则

实验对照原则是现代人体实验的一个科学原则，也是一个道德原则。实验对照原则要求分组随机化，保证实验组和对照组要有齐同性、可比性和足够的样本数。人体实验常用的实验对照方法是安慰剂和双盲法。安慰剂对照是以无副作用的中性药作为对照，使受试者主观感受和心理因素均匀地分布于实验组和对照组之中。双盲法是使受试者和实验观察者都不知道是否使用某种药物。避免了实验观察者的主观偏见，从而保证实验结果的客观性。设立对照组有利于正确判定实验结果的客观效应，符合道德要求，人体实验必须严格限制在不损害病人利益的范围内进行。这种实验方法的伦理问题是有人认为实验对受试者有欺骗嫌疑。事实上，实验对照原则与知情同意原则不存在根本矛盾，因为两者都是以不损害受试者利益为前提的。

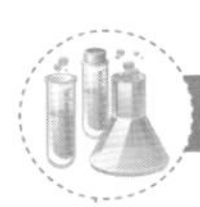

《纽伦堡法典》

《纽伦堡法典》(*The Nuremberg Code*)是第二次世界大战后提出的关于人体医学研究的第一个国际性准则。

第二次世界大战以后,在德国纽伦堡组织了国际军事法庭审判纳粹战犯,《纽伦堡法典》是1946年审判纳粹战争罪犯的纽伦堡军事法庭决议的一部分,它牵涉到人体实验的十点声明,其基本原则有二,一是必须有利于社会;二是应该符合伦理道德和法律观点,因而又称为《纽伦堡十项道德准则》。此文件的精神在某种程度上被1964年第18届世界医学协会联合大会通过的《赫尔辛基宣言》所接受,成为人体实验的指导方针。

第二节 生育控制与优生学伦理

一、生育控制及其伦理

随着生命科学的发展,人类已经科学地认识到了生育原理,并发现、发明多种控制生育的科学方法。如各种避孕节育、人工流产、绝育、产前诊断等生育控制措施,使人的生育控制从技术上成为可能。生育控制,在我国通常称为计划生育。宪法明确规定,国家推行计划生育,使人口的增长同经济和社会发展计划相适应。

(一) 含义

生育控制(birth control)是指对人的生育权利的限制,包括对正常人生育权利的限制和对异常特定人的生育权利的限制。前者往往是一个国家为控制人口数量而制定的一项普遍性的政策和法令,如计划生育政策;后者往往是着眼于提高出生人口质量和人口素质,对一些严重影响后代生命质量的特定的育龄夫妇实行生育限制。

(二) 方法

1. 避孕(contraception) 是指运用一定的技术或方法破坏受孕条件,阻止女性妊娠的一系列措施,是生育控制的基本手段。

2. 人工流产(induced abortion) 是人为地用药物或机械手段施行的堕胎以终止妊娠的方法,是在避孕失败或不合理妊娠的情况下而采取的补救措施。

3. 绝育(sterilization) 也是一种避孕方法,通常是指对男性输精管或女性输卵管实施手术,阻止精子与卵子相遇,以达到长久或永久避孕的目的。

(三) 面临的伦理问题

1. 避孕 尽管避孕在今天已为越来越多的人所接受,成为许多国家控制人口数量、提高人口质量的有效手段,但在伦理学中,避孕还存在或需要解决一些认识问题:①避孕技术的推广使用是否会引起性关系的混乱?这种可能性在一定范围内是存在的。避孕使性行为同生育过程可以完全分离,人们可以享受纯粹的性快乐,而不必顾虑意外受孕而带来的后果,这就减轻了人们对性交后担心受孕的心理压力,从而改变了其性观念,使婚前性关系和非婚性关系有所增加。②避孕在一定意义上将婚姻与生育分离开来,这种分离会不会使人们放弃生育的义务,最终将导致社会的利益与人类种群的延续受到影响。

2. 人工流产 其伦理争论的矛盾焦点主要集中在"胎儿是不是人,有没有出生权利"的

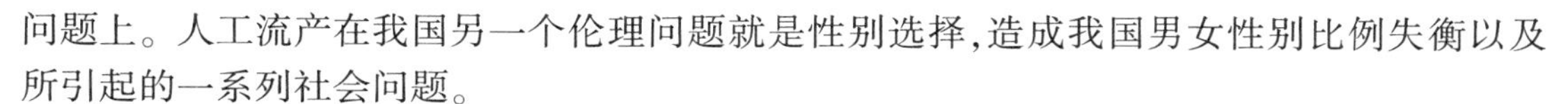

问题上。人工流产在我国另一个伦理问题就是性别选择,造成我国男女性别比例失衡以及所引起的一系列社会问题。

3. 绝育　在当今我国人口控制主要应用于:一是绝育,或出于夫妇个人的考虑;或由于社会控制人口数量的需要,绝育可达到不再生育的目的。二是优生,如果夫妇一方或双方患有严重遗传病,绝育可保证遗传病不再传递到下一代,也可改善人类基因库的质量。绝育面对的伦理问题最主要的是:能否对患有严重遗传性疾病的病人实施强制性的绝育?在伦理上,可以从尊重、有利、公正和互助等原则组成的伦理框架来分析和评价对严重遗传性疾病和智力严重低下者的绝育。

二、优生学及其伦理

(一)含义与分类

优生是通过医学手段改善人的遗传素质,优化人类的体力和智力,提高人口素质的一系列措施。优生学(eugenics)是研究如何改善人类遗传素质的科学。

优生学通常可分为积极优生学和消极优生学。积极优生学又称演进性优生学,主要研究如何促进身体素质和智力素质优秀个体的繁衍,改善和提高出生者素质,提高人群中优秀素质者的比例。消极优生学又称预防性优生学,主要研究如何采取措施,防止有严重遗传性疾病和先天性缺陷的个体出生,降低人类有害基因的比例。

积极优生学主张优先地养育有着优秀素质的个体,从而借以改进人类的遗传基因。其方法是建立精子库,对捐精者有严格的要求,包括其智力、体力和品格,特别是不能有由遗传决定的身体上的缺陷。其目前采用的途径主要有原来用于解决不育症问题的人工授精、体外受精、胚胎移植、基因工程等。

消极优生学主张对于那些携带着引起疾病或残疾的遗传基因的人进行劝阻或加以法律上的禁止,避免生育,从而降低人类群体中不良基因的频率。达成这个目标的方法主要是遗传咨询、婚前检查、避免近亲结婚、选择最佳生育年龄和最佳受孕时机受孕、优生咨询、孕期保健、产前诊断、选择性人工流产,以及自愿的或法律强制的绝育等。

(二)历史与现实

优生学的最早提出者是英国生物学家弗朗西斯·高尔顿,但人类的优生意识和思想却源远流长,人类的优生意识可以从两性关系演化的历史进程中看出。早期关于禁止乱伦和近亲结婚等习俗和宗教戒律,反映了人类进入文明时代较早的优生观念,1883年高尔顿受其表哥达尔文进化论和孟德尔遗传学的启发,在其《人类的才能及发展》一书中,正式提出了优生学说,并很快得到传播。美国遗传学家劳伦斯将优生学包含在医学遗传学之中,许多国家开展了优生工作,制定优生法律。

(三)我国的优生措施

我国的优生工作,目前主要集中在预防性优生方面。

1. 结婚管理　我国《婚姻法》和《异常情况的分类指导标准》等规定:直系血亲或三代以内旁系血亲之间禁止结婚;双方均患有重度智力低下者禁止结婚。

2. 生育保健　①婚前保健:婚前卫生咨询和指导、婚前医学检查等服务内容。②孕产期保健:其保健措施有母婴保健指导、孕妇和产妇保健、胎儿保健等,包括对孕期健康后代以及严重遗传疾病和碘缺乏疾病的病因、治疗和预防提供医学建议,为孕妇、产妇提供卫生、营养和心理等方面的咨询指导以及定期产前检查,监护胎儿的生长发育并提供医学指导等。

（四）优生学的伦理原则

1. 公益与个人利益有机结合的原则　应该认识到，优生是对社会、对国家、对个人家庭幸福的一种选择。在一般情况下，公益和个人利益是相互统一的。

2. 知情同意的原则　优生工作中的知情同意，就是要求优生政策和法律措施的实施，应该在接受者知情同意的情况下进行。

3. 精益求精的原则　优生措施的实施是非常严肃的。在结婚管理措施实施中，不容许出现差错，这就要求医务人员在优生工作中，应严肃认真、一丝不苟，对技术精益求精。

第三节　人类辅助生殖技术伦理

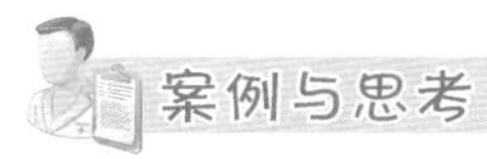

案例：

一对夫妇婚后6年不孕，经医生诊断为男性无精症。女方非常希望有个孩子，因此与丈夫商量采用人工授精，但是丈夫坚决不同意。不久，丈夫在一次交通事故中不幸身亡。女方不想再婚，想有个孩子终身为伴，因此到某医院申请人工授精。

思考：

1. 试运用人类辅助生殖技术伦理分析医院能否满足女方的要求？
2. 人类辅助生殖技术面临哪些伦理问题？
3. 开展人类辅助生殖技术的伦理原则有哪些？

一、概述

人类辅助生殖技术（assisted reproductive technology，ART）是指运用现代生物医学知识、技术和方法代替人类自然生殖过程的某一步骤或全部步骤，对人的卵子、精子、受精卵或胚胎进行人工操作，以达到受孕目的的技术。目前，人类辅助生育技术日新月异、飞速发展，已经形成一个庞大的技术体系，包括人工授精、体外受精-胚胎移植技术。

（一）人工授精（artificial insemination，AI）

人工授精是指用人工技术将男性的精子注入排卵期女性的子宫内，促使精子与卵子结合以达到受孕目的的生殖技术。它代替了自然生殖过程中的性交环节，这一技术主要用于解决男性不育症。人工授精分为两类：夫精人工授精、供精人工授精。人工授精最大的伦理价值在于满足了女性的生育权利和家庭拥有血缘孩子的愿望。

（二）体外受精（in vitro fertilization）

体外受精俗称“试管婴儿”，是指用人工技术分别取出精子和卵子，在试管内完成受精，将受精卵培育成胚胎，并植入子宫内发育的技术。这一技术主要解决女性不孕问题，它代替了自然生殖过程中性交、输卵管受精和自然植入子宫的三个阶段。

二、面临的伦理问题

作为一项迅速发展并与新生命诞生密切相关的新技术，我们一方面看到了人类辅助生

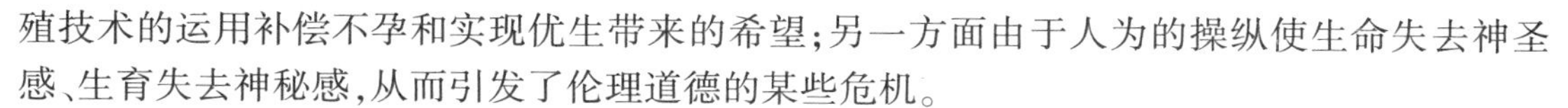

殖技术的运用补偿不孕和实现优生带来的希望;另一方面由于人为的操纵使生命失去神圣感、生育失去神秘感,从而引发了伦理道德的某些危机。

(一) 人工授精对家庭婚姻关系的挑战

对此有两种截然相反的观点。反对方认为:人工授精把爱情的地位排除在外,势必会控制夫妻之间的感情发展,因为它切断了生儿育女与婚姻这一为家庭所必需的联系。人工授精把生儿育女变成了配种,把夫妻之间性的结合分开,把家庭的神圣殿堂变成了一个生物学的实验室,从而破坏了婚姻关系,是有悖于人道的。赞成方认为婚姻是由情爱培养的人与人的关系,其中起主要作用的不是性的垄断,而是彼此间爱情和对儿女的照料。对于许多无子女的夫妇,人工授精是促进爱情的行动。

人工授精在伦理和法律上是否能被接受的重要根据就是看它是否促进夫妻之间真挚爱情的巩固和发展,是否促进家庭的幸福以及对他人或社会有无损害。如果人工授精是在夫妇双方知情同意条件下进行的,而且严格遵守规定的保密范围,那么这种人工授精就是合乎伦理的,无疑会促进家庭幸福和社会的进步。

(二) 人工授精对亲属关系的挑战

供精人工授精的结果使孩子出现两个父亲的角色,即遗传父亲和养育父亲,从而提出了哪一个父亲对孩子负有道义上的责任。这是人工授精所面临的最为突出的伦理问题。涉及父母与子女的关系有两种观点:一是生物遗传的亲子观;二是社会赡养的亲子观。一个生物学父亲或称遗传学父亲,由于他对人工授精行为所作的有关承诺,其没有养育和照料的行为,所以对供精人工授精所生的孩子在道德上和法律上也没有相应的义务。同样,供精人工授精所生孩子对生物学父亲也不存在相应的权利和义务。而一个社会学父亲(养育父亲)则对供精人工授精所生孩子有道德上和法律上的权利和义务。亲子关系是通过长期的养育行为建立的,养育比提供遗传物质更重要。一个不育父亲与用供精人工授精所生儿女的关系,在道德上和法律上应该同一个可育父亲自然出生儿女的关系完全一样看待。谁是供精人工授精儿的父亲?在这一特殊领域,不能以血缘关系作为判断亲子关系的主要和唯一的标准。

(三) 人为造成无父家庭问题

在美国,妇女的人工授精已有先例。如一位未婚女性用诺贝尔奖获得者的精子受精已生育了一个女孩。对此,学术界也存在两种不同的态度。有人赞成将一辈子不愿结婚的非婚妇女列入人工授精的适应者之列,认为这些妇女有选择独身、放弃婚姻的权利,也有要求生育的权利。反对者从正常的家庭结构和孩子成长的环境角度考虑,认为没有父亲的家庭是残缺的家庭,更重要的是,没有父亲的家庭对孩子身心健康和成长是极为不利的。

(四) 对孩子知情权的挑战

人工授精孕育而生的孩子成年后有无寻找"生物学父亲"的权力?孩子知道后心理会有怎样的变化?对于这类问题目前一般强调保密原则,主张对夫妇之外的一切人保密。但是,也有人认为人工授精孩子在成年后有了解自己生殖信息和身世的权利,包括寻找"生物学父亲"相关信息的权利,不育父母也有义务告知有关真情。我国香港地区的做法是把应提供的信息仅限于证实其母曾接受过人工授精,其他资料概不泄露。瑞典法律规定:"人工授精儿18岁时应向他宣布与他有血缘关系的父亲或母亲的姓名。"如何恰当地处理好这一问题,有待进一步探讨。

(五) 后代中的血缘婚姻问题

随着人工授精的广泛开展,接受同一供精者精子出生的供精人工授精后代有彼此婚姻

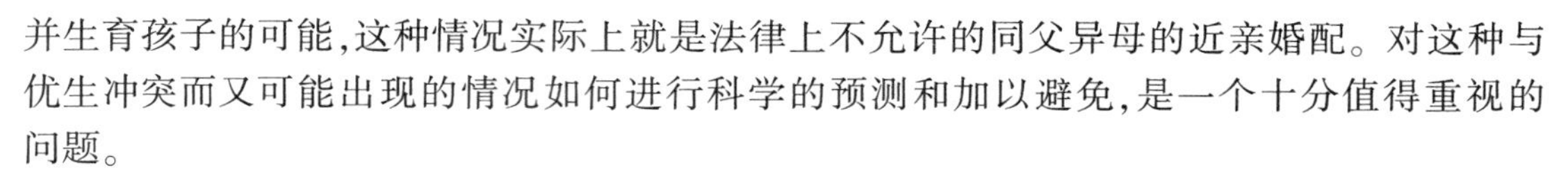

并生育孩子的可能,这种情况实际上就是法律上不允许的同父异母的近亲婚配。对这种与优生冲突而又可能出现的情况如何进行科学的预测和加以避免,是一个十分值得重视的问题。

(六)精子商品化的挑战

人工授精常要使用供体精子。供体精子的贮存只能是冷冻贮藏,于是出现了贮存精子的机构——精子库。1935年,美国建立了第一个精子库。现在许多国家都建立了精子库。我国于1985年开始在长沙、上海、青岛等地建立了精子库。据不完全统计,我国每100对夫妇中就有5~10对不能自然生育,男子性功能障碍者至少有5000万。资料还表明,100对不孕夫妇中60%是男性原因引起的(其中精子原因居多)。因此,人工授精在我国有很大的"市场",不少夫妇把有一个孩子的期望寄托于人工授精技术。由此引发了一系列问题,如死者在精子库内的精子能否为其未亡妻子提供人工授精?死者的精子能否用于研究工作?是否需要取得未亡妻子的同意才能动用死者的精子?供体的精子是否为商品?如何确定其价格?如果成为商品,供体就有可能为了钱财而隐瞒自己或家庭的遗传疾病,精子库的工作人员也可能为了获利而忽视精子的质量。精子库为了追求利润,供体为了获取报酬,会有意无意地隐瞒供体身体、精神和行为上的缺陷,忽视精子的质量。是否给予供精者报酬?

人工授精的商品化完全可能使供精者不关心其身体上的缺陷,如隐瞒遗传病史或性病,或为了竞争或追求赢利而忽视精子的质量,或追求高质量而使基因库变得单调而缺乏多样化,最终影响人类生存质量。因此,把精子作为商品,给予供精者报酬是不合适的。有正常生育能力的健康男性自愿捐出精液用于人工授精,不仅给不育夫妇带来福音,而且服务于优生,促进他人家庭幸福和社会进步,是值得赞赏的人道行为,不应是以谋求金钱作为报答的。

(七)代孕母亲问题

代孕母亲是指用自己的子宫代替他人妊娠的妇女,提出了生育商品化、人体器官商品化、生育目的等重大伦理问题以及谁对孩子负有道德责任的问题,并由此对家庭结构的稳定及其成员之间的相互关系产生重要影响。

反对代孕的理由是:代孕可能导致对生育母亲身体权的伤害、生育母亲与养育母亲的分离。辩护代孕母亲的伦理理由主要有:身体权属于代孕母亲;生育母亲与养育母亲的分离与收养关系一致;满足了不育家庭拥有孩子的愿望。

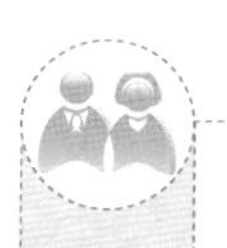

课堂讨论

1995年一对中年不孕夫妇前往某医院咨询:因结婚晚,女方已40岁,盼子心切,要求通过高科技提取他们的精子和卵子,并以高额报酬邀请一个年轻女子作为代孕母亲,年轻女子欣然同意。医生说:"这样做会涉及伦理问题,此举不妥。"中年夫妇说:"我们与年轻女子都同意这样做,不涉及道德问题。"于是,双方发生了争论。

讨论:你对此持何态度?请说明理由。

三、伦理原则

(一)有利于病人的原则

1. 综合考虑病人病理、生理、心理及社会因素,医务人员有义务告诉病人目前可供选择

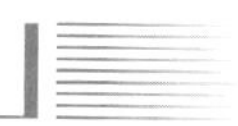

的治疗手段、利弊及其所承担的风险，在病人充分知情的情况下，提出有医学指征的选择和最有利于病人的治疗方案。

2. 禁止以多胎和商业化供卵为目的的促排卵。

3. 不育夫妇对实施人类辅助生殖技术过程中获得的配子、胚胎拥有其选择处理方式的权利，技术服务机构必须对此有详细的记录，并获得夫、妇或双方的书面知情同意。

4. 病人的配子和胚胎在未征得其知情同意的情况下，不得进行任何处理，更不得进行买卖。

（二）知情同意的原则

1. 人类辅助生殖技术必须在夫妇双方自愿同意并签署书面知情同意书后方可实施。

2. 医务人员对人类辅助生殖技术适应证的夫妇，须使其了解：实施该技术的必要性、实施程序、可能承受的风险以及为降低这些风险所采取的措施、该机构稳定的成功率、每周期大致的总费用及进口、国产药物选择等与病人作出合理选择相关的实质性信息。

3. 接受人类辅助生殖技术的夫妇在任何时候都有权提出中止该技术的实施，并且不会影响对其今后的治疗。

4. 医务人员必须告知接受人类辅助生殖技术的夫妇及其已出生的孩子随访的必要性。

5. 医务人员有义务告知捐赠者对其进行健康检查的必要性，并获取书面知情同意书。

（三）保护后代的原则

1. 医务人员有义务告知受者通过人类辅助生殖技术出生的后代与自然受孕分娩的后代享有同样的法律权利和义务，包括后代的继承权、受教育权、赡养父母的义务、父母离异时对孩子监护权的裁定等。

2. 医务人员有义务告知接受人类辅助生殖技术治疗的夫妇，他们通过对该技术出生的孩子(包括对有出生缺陷的孩子)负有伦理、道德和法律上的权利和义务。

3. 如果有证据表明实施人类辅助生殖技术将会对后代产生严重的生理、心理和社会损害，医务人员有义务停止该技术的实施。

4. 医务人员不得对近亲间及任何不符合伦理、道德原则的精子和卵子实施人类辅助生殖技术。

5. 医务人员不得实施代孕技术。

6. 医务人员不得实施胚胎赠送助孕技术。

7. 在尚未解决人卵胞浆移植和人卵核移植技术安全性问题之前，医务人员不得实施以治疗不育为目的的人卵胞浆移植和人卵核移植技术。

8. 同一供者的精子、卵子最多只能使 5 名妇女受孕。

9. 医务人员不得实施以生育为目的的嵌合体胚胎技术。

（四）社会公益原则

1. 医务人员必须严格贯彻国家人口和计划生育法律法规，不得对不符合国家人口和计划生育法规和条例规定的夫妇和单身妇女实施人类辅助生殖技术。

2. 根据《母婴保健法》，医务人员不得实施非医学需要的性别选择。

3. 医务人员不得实施生殖性克隆技术。

4. 医务人员不得将异种配子和胚胎用于人类辅助生殖技术。

5. 医务人员不得进行各种违反伦理、道德原则的配子和胚胎实验研究及临床工作。

（五）保密原则

1. 互盲原则，凡使用供精实施的人类辅助生殖技术，供方与受方夫妇应保持互盲、供方与实施人类辅助生殖技术的医务人员应保持互盲、供方与后代保持互盲。

2. 机构和医务人员对使用人类辅助生殖技术的所有参与者（如卵子捐赠者和受者）有实行匿名和保密的义务。匿名是藏匿供体的身份；保密是藏匿受体参与配子捐赠的事实以及对受者有关信息的保密。

3. 医务人员有义务告知捐赠者不可查询受者及其后代的一切信息，并签署书面知情同意书。

（六）严防商品化的原则

1. 机构和医务人员对要求实施人类辅助生殖技术的夫妇，要严格掌握适应证，不能受经济利益驱动而滥用人类辅助生殖技术。

2. 供精、供卵只能是以捐赠助人为目的，禁止买卖，但是可以给予捐赠者必要的误工、交通和医疗补偿。

（七）伦理监督的原则

1. 为确保以上原则的实施，实施人类辅助生殖技术的机构应建立生殖医学伦理委员会，并接受其指导和监督。

2. 生殖医学伦理委员会应由医学伦理学、心理学、社会学、法学、生殖医学、护理学专家和群众代表等组成。

3. 生殖医学伦理委员会应依据上述原则对人类辅助生殖技术的全过程和有关研究进行监督，开展生殖医学伦理宣传教育，并对实施中遇到的伦理问题进行审查、咨询、论证和建议。

第四节　器官移植伦理

案例与思考

案例：

由于冰箱里储存的角膜因长时间保存已经坏死，如果找不到新的角膜，一位烧碱烫伤的病人眼球就会很快腐烂失明，只有从新鲜的尸体上可以获取到有用的角膜。出于挽救病人的目的，病人的主治医师去医院太平间，取出了一具新鲜尸体的眼球及角膜，并为死者装了义眼。第二天，角膜移植术成功。但不久，死者家属发现死者眼球不见了，非常气愤，起诉了该医生。

思考：

1. 开展器官移植技术应遵循的伦理原则有哪些？

2. 医护人员在开展器官移植中的道德责任是什么？

一、概述

器官移植是20世纪生物医学工程领域中具有划时代意义的技术，对于挽救终末期器官

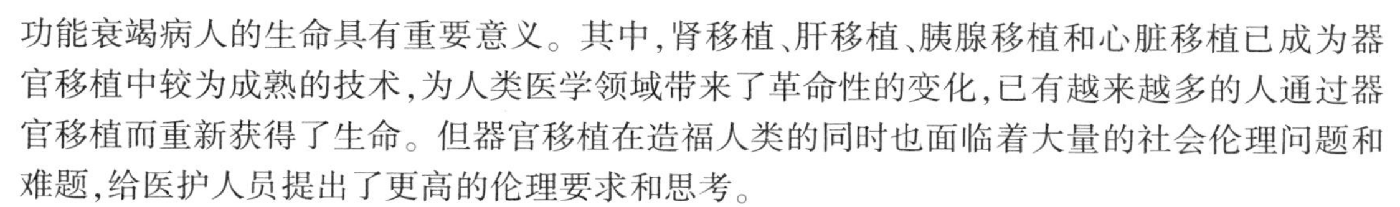

功能衰竭病人的生命具有重要意义。其中,肾移植、肝移植、胰腺移植和心脏移植已成为器官移植中较为成熟的技术,为人类医学领域带来了革命性的变化,已有越来越多的人通过器官移植而重新获得了生命。但器官移植在造福人类的同时也面临着大量的社会伦理问题和难题,给医护人员提出了更高的伦理要求和思考。

(一)含义

器官移植(organ transplantation)是指通过手术用一个健康的器官去置换被损害、丧失功能而无法挽救的衰竭器官,从而使生命个体重新获得正常的生理功能,以挽救病人生命的一项高新医学技术。

(二)器官来源面临的伦理问题

1. 尸体器官移植的伦理问题　供体器官,尤其是不能再生的单器官,主要来源于尸体。目前从尸体摘取器官主要有两种方式:一是自愿捐献;二是推定同意。

(1)自愿捐献(voluntary donation):是指供体在生前自愿签署协议同意死后可以摘取其器官用来进行移植,其道德合理性在于强调了鼓励自愿和充分的知情同意前提下的利他目的。从目前情况看,自愿捐献是各国政府都希望和致力于推动的最理想的器官收集方法。但是由于文化传统、价值观念的差异,各国器官自愿捐献的情况大不一样。欧美国家的器官自愿捐献情况较好,其器官移植的广泛开展很大程度上得益于此。1968 年美国通过了《统一组织器官捐献法》,给器官移植以法律上的支持。据悉美国 90% 以上的公众表示愿意死后捐献自己的器官,而亚洲尤其是中国的情况就完全不同了。在我国,由于人们长期以来对死亡的讳莫如深,受传统的“身体发肤,受之父母,不可损伤,孝之始也”和“完尸”等观念的束缚,担心生前签署器官捐赠卡不吉利等,死后自愿捐赠组织和器官的人比较少。

(2)推定同意(presumed consent):是指由政府授权给医生,允许医生从尸体上收集所需要的组织和器官。推定同意有两种形式:一种是国家给予医生以全权来摘取尸体上有用的组织或器官,不考虑死者及其亲属的意愿;另一种是当不存在来自死者或家庭成员的反对时,则可进行器官收集。但这一方式因法律不够完备和人们的观念不能适应,在我国推行起来尚有困难。

无论是自愿捐献还是推定同意,伦理和法律都必须禁止医生的如下行为,即为了保证移植用器官的质量而在确认病人死亡到来之前就从人体上摘取器官;伦理和法律应规定确定死亡的医生不得同时是实施器官移植手术者。

2. 活体器官移植的伦理问题　活体器官涉及的伦理问题较为敏感。器官捐献要绝对自愿,这不仅意味着供者的知情同意,而且要求是在没有任何威胁利诱的情景下的同意。活体器官捐献的原则是不危及供体的生命和健康。器官一般应来源于与受者的有血缘关系的亲属、无血缘关系的配偶以及无偿献出器官的健康者。如何保证对捐献者不造成致命伤害,同时又能救助病人的生命,并防止以捐献为名义进行器官买卖,是必须审慎考虑的。

如果活体器官提供者的行为是高尚的,那么不愿意做活体供体的人是否就不道德或者应该受到道德谴责呢?另外,未成年人是否可作为活体器官移植的供体?这些都是活体器官移植的伦理问题,甚至是难题。

活体器官移植有其一定的伦理价值:①活体器官弥补了尸体供体器官的不足,而且成功率和存活率相对都比较高;②活体器官移植可以弹性地安排手术时间,可选择对病人最方便和最有利的时机实施移植手术,并且减少了保存和运输器官的困难和麻烦;③活体器官移植术后排斥反应小,并且可以降低移植手术的费用;④活体器官移植使供者因帮助亲人或他人感到欣慰,同时也有利于社会上的利他精神和相互义务感的发扬等。

3. 胎儿器官移植的伦理问题　胎儿器官、组织和细胞移植正成为当今治疗帕金森病、糖尿病、镰状细胞性贫血和某些癌症的重要治疗手段之一。但由此产生的伦理问题是:胎儿是不是人?治疗中可否应用于自发流产的胎儿或其器官、组织、细胞?培育用于治疗疾病的胎儿是否道德?换言之,是否允许一个妇女,想为她的父母子女等亲属或本人治病而去怀孕和堕胎?是否允许胎儿器官、组织和细胞生产的产品化和商品化?这些问题已在困扰着临床医护人员。到目前为止,大多数医护人员都拒绝人为地怀孕和堕胎,哪怕是为了挽救一个垂危病人的生命。随着人体器官的大量需求,不可避免地会让相关的妇女以获取胎儿器官为动机而怀孕,这在伦理上是不可取的。但如果拒绝人们利用胎儿或其器官、组织、细胞来拯救生命,任凭病人及其家属蒙受灾难和痛苦,有办法而不加以利用,这也是不合乎道德的。

4. 异种器官移植的伦理问题　可供移植的同种器官缺乏问题越来越明显,异种器官移植为最终解决这一世界性难题提供了可能。异种移植是指将器官组织从一个物种的机体内取出,植入另一物种的机体内,通常以动物的细胞、组织、器官为代用物,直接植入人体,用以治疗疾病的方式。20 世纪初已经开始将动物的器官移植于人体,随着基因工程技术的发展,尤其是转基因技术的进展,不同物种之间的组织排斥问题有望得到解决,这意味着动物器官移植进入临床应用的可能性越来越大,将面临更为复杂的伦理问题。

5. 器官商品化的伦理问题　关于器官能否商品化的问题,理论上一直有争议。反对者认为:器官商品化,会引起不公平买卖、社会犯罪、性器官商品化等道德滑坡现象以及贫富差别。赞成者认为:在移植器官来源如此缺乏的情况下,以公平原则进行自愿器官买卖可解决器官不足的问题,而且并不违反伦理学原则。尽管争议始终存在,但现实中器官买卖经常发生。国际上黑市买卖器官更是频繁发生,多表现为儿童被绑架、失踪或被谋杀。

目前绝大多数国家都反对器官商品化,反对走私器官和以不正当手段获取人体器官。许多世界性的医学组织和国家都意识到器官的商品化会给社会带来负面影响,如 1989 年第 42 届世界卫生大会通过了 WHA425 决议,防止购买和销售人体器官。美国国会于 1984 年通过的“全国器官移植法”明文规定禁止购买器官移植所用的人体器官,那些参与买卖器官的人可能被处以 5 万美元的罚款。许多国际公约也禁止器官的商品化。《人权与生物医学欧洲理事会公约》第 21 条规定:不得基于人体及人体的任何部分主张任何金钱利益。许多欧洲国家甚至将活体捐献者的不可再生器官移植仅限于亲属之间,主要目的就是为了防止器官商品化。我国《深圳经济特区人体器官捐献移植条例》规定:捐献人体器官实行自愿、无偿的原则,禁止以任何方式买卖人体器官。鼓励个人身后捐献人体器官。对私自倒卖人体器官的,处以违法所得十倍的罚款;对购买人体器官的,处以售价三倍以上五倍以下的罚款。医生、医院、其他医疗机构进行或者参与人体器官买卖的,也要承担相应的经济责任。构成犯罪的,依法追究刑事责任。

(三) 器官分配面临的伦理问题

人体器官是一种稀缺资源,人体器官分配公正是社会公正的一个缩影,当器官资源分配能做到公平公正之时,社会的公平公正才有可能实现。每个社会成员都平等享有利用公共资源治疗疾病的权利。医生面临着受体选择的伦理难题:可供移植的器官和技术,总是有限的,那么谁应该先接受移植手术呢?这是如何选择病人的问题。目前常采用三方面的标准。

1. 医学标准　是由医务人员根据医学发展的水平和自身的技能所能达到的判断标准,主要是适应证和禁忌证,即受体器官是否已经衰竭,器官移植能否使病人得到最大利益,有无短期复发的危险？同时对血缘亲疏、心理素质状况、引发并发症可能性大小和病人全身抗体相对的强弱等因素来进行综合考虑。

2. 社会标准　是在根据医学标准仍不能确定受者的情况下才使用的标准，主要指根据受者社会价值的大小来确定获得器官的资格。包括：考虑病人过去的社会贡献，即照顾性原则；病人未来对社会作用的社会价值问题，即前瞻性原则；病人在家庭中地位和作用问题，即家庭角色原则；以及个人经济支付能力的医疗资源合理分配问题、年龄问题等。

3. 随机性标准　是一种补充标准，它是指在根据上述标准仍不能确定受者的情况下，应根据一种随机的先后次序来加以选择。

我国器官移植的受体选择一般由各医院掌握，主要依据适应证和禁忌证、支付医疗费用的能力、排队先后顺序等，尚未规范化。今后还需要借鉴发达国家的经验和做法，根据我国国情制定相应的原则和政策，建立起相应的人体器官移植协调机构和器官分配的网络体系，按照申请先后、病情轻重，以及距离远近等原则，全国统一认可分配捐献器官。这才可能在器官移植领域形成公平、公正和合理的局面，杜绝或减少器官买卖现象的发生，并提高尸体器官的利用率。

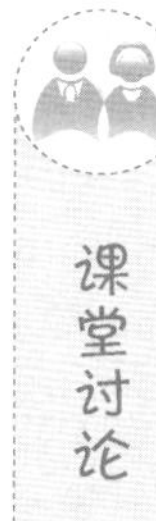

根据国外资料报道，几年前英国医学界为解决心脏移植的供体来源问题，设计了一个科研题目：将人的某种基因植入了7头猪的体内，随后他们将繁殖这些猪使其产生内脏和其他器官不受人免疫系统的排斥，以供将来的人体器官移植。此事件在英国社会引起了震撼和人们的争论。

讨论：这种做法是否正确？人们的争论可能有哪些观点？

二、开展器官移植技术的伦理原则

（一）知情同意原则

知情同意是器官移植中应遵循的首要原则。知情同意对于供体而言，就是强调自愿捐献。从尸体上摘取器官和组织，一定要有供体生前自愿捐献的书面或口头遗嘱；对于活体捐献者，知情同意不言而喻，但目前一般来源于受者的配偶、有血缘关系的亲属和自愿无偿献出器官的健康者。为做到真正客观和公正，术前的说明应该在医院伦理委员会或者相关机构的监督下进行，说明中至少应向供受体及其家属交代以下事项：①受体的病情和可能采取的治疗措施及预后；②某一活体器官移植术的现状；③活体器官移植术的手术过程；④器官切取时可能发生的危险；⑤有关这一技术远期疗效及并发症发生率；⑥出现并发症后可能采取的救治措施；⑦术后需长期使用免疫抑制药及有可能带来的毒副作用；⑧手术期费用及术后长期的医疗费用。在供受体完全知情的条件下，还应该客观判断受术者本身或其监护人有无行为自主能力，还要帮助手术者排除其来自内部或外部的压力因素的影响，最终获得真正意义上的自愿。

（二）利益原则

器官移植要充分考虑供体和受体的利益，尽最大努力将损伤降低到最小程度，将风险减少到最低程度。应认真斟酌对捐献者和接受者的利弊得失，不致引起致命的伤害，同时又能救助病人的生命。

1. 活体器官移植受体的利益与风险　受体方面的利益主要是:获得新生的机会,获得了比尸体器官移植更好的疗效,感受来自亲人或同事的关怀,减轻身患重病及长期等待尸体器官移植所带来的精神压力。其风险是承受可能出现的失败、手术的痛苦、可能发生的手术并发症、免疫抑制药的毒副作用以及受捐赠后的心理压力。

2. 活体器官移植供体的利益与风险　供体方面的利益主要体现在心理上的满足感,体现在以自身的痛苦和无偿捐赠去挽救他人生命,从而受到病人家庭及社会的广泛赞誉,使自己拥有一个良好的精神生活环境。这对于亲属间或者配偶间的捐赠,更能促进相互间情感的交流,融洽人际关系。其风险主要是:手术创伤及痛苦、手术并发症、器官储备功能的损失及防御疾病能力的减低、手术期内终止工作所致的经济损失。

(三) 生命价值原则

生命价值原则包含尊重生命和尊重生命的价值两方面。它强调生命神圣和生命质量的统一。在活体器官移植中,这一原则的中心意思是要求人们不仅要尊重受体生命的神圣性,而且还要求考虑受体术后的生存时限及生活质量;不仅要尊重供体的勇于奉献的高尚道德,而且更应该充分考虑供体生命的神圣性和手术后的生活质量。这一原则的具体要求就是需要严格掌握选择供受体和移植手术适应证的标准,做到利大于弊。

(四) 公平公正原则

在可供移植器官少而需求多的情况下器官分配要特别注意公平和公正。应制定相应的医学标准和社会标准来分配器官,并建立伦理委员会来作出分配的决定。努力尽可能使需要移植器官的病人得到移植,避免仅仅考虑经济能力和地位的高低。器官移植分配公正包括:不同的病人给予相同的对待;不同经济状况的病人给予相同的对待;不同需要的病人给予相同的对待;相同的病人给予同等的对待。

(五) 互助原则

对器官功能衰竭,不移植他人器官不能存活的病人,其他人理应提供帮助。这些"其他人"的家庭成员也有可能依靠他人的器官来存活。因此社会应该考虑建立有效机制,鼓励捐献器官,使社会成员可以彼此互助。

首先,器官移植必须对病人有利,不能给病人带来更大的伤害。医务人员一定要认真选择适应证,选择所移植器官的合适规格和质量,组织得力的手术人员,选择最佳手术方式,做好手术前的一切准备,对手术后抗排斥、抗感染等治疗和护理措施均应有详细方案。其次,医生和有关人员应该向病人提供作出理智决定所必需的信息,包括干预措施或实施目的、程序,可能的预知结果和面临的风险,让病人对器官移植有充分的理解,并尊重病人自主做出的决定。对已经实施器官移植的病人,应该注意其保密权和隐私权,不得随意将其作为宣传的对象。对所有等待器官移植手术的病人必须公平对待,不能随意选择病人或选择供体进行器官移植。

(六) 非商品化原则

我国首次出台的《人体器官移植条例》规定,人体及其各个部分均不应成为商业交易的对象;登广告求取、提供器官,并表示要支付、收取钱财的行为,应予以禁止;如果医生和其他卫生专业人员有理由相信所涉及的器官已成为商品交易的对象,那么应该停止参与此项器官移植程序;禁止任何参与器官移植程序的个人或机构收取适当服务费用之外的报酬;在器官摘取、保存、运输等项目上可以收费,但器官本身绝对不能用作买卖。基于对人类生命尊严的尊重和商品化后可能的严重后果,禁止将人类的器官和组织作为商品买卖,违者应追究其刑事责任。

三、开展器官移植过程中的道德责任

1. 对于活体捐赠者,应坚持医学标准,证明其身体器官是健康的,是可以作为移植用的,在移植手术过程中尽量避免或减少并发症。

2. 应确保捐赠者是在无任何压力、明确利弊和出于利他情况下捐出器官的。

3. 应对捐赠者亲属告知实情,坚持亲属的知情同意原则。

4. 应有2名以上医生在作出准确无误的判定死亡后,才能摘取捐赠者器官,并且抢救人员不得参与移植手术。

5. 对器官的分配,应坚持医学标准和参照社会标准,尽量做到公平、公正地分配,使捐赠的器官能得到最佳的利用。

6. 向接受者告知器官移植手术的风险,但为了保护接受者的利益,医护人员应尽量争取移植手术的成功。

7. 医护人员不得有意无意地参加有商业行为的器官移植活动。

8. 医生应履行其道德责任,并对供者、受者和社会负责,减少因器官移植而引发的道德问题和医疗纠纷。

(凌 敏)

自测题

1. 人体实验的基本原则和最高宗旨是
   A. 维护受试者利益原则　B. 医学目的原则　C. 实验对照原则
   D. 知情同意原则　E. 科学性原则

2. 目前计划生育中生育控制的基本手段是
   A. 婚前检查　B. 遗传普查　C. 避孕
   D. 人工流产　E. 绝育

3. 选择生育控制手段**不正确**的是
   A. 绝育　B. 避孕　C. 人工流产
   D. 输精管结扎术　E. 产前诊断

4. 消极优生学措施**不正确**的是
   A. 产前诊断　B. 遗传普查　C. 遗传咨询
   D. 人工流产　E. 人工授精

5. 人工授精是代替了自然生殖过程中的某一个步骤,该步骤是
   A. 输卵管授精　B. 植入子宫　C. 子宫内妊娠
   D. 性交　E. 分娩

6. 体外授精特有的伦理问题是
   A. 完全母亲　B. 养育母亲　C. 代孕母亲
   D. 孕育母亲　E. 遗传母亲

7. **不属于**人类辅助生殖技术带来的伦理问题的是
   A. 精子商品化的挑战　B. 代孕母亲的问题

C. 对有严重缺陷的新生儿实施安乐死　　D. 谁是孩子的真正父母
E. 对孩子知情权的挑战

8. 针对器官短缺现象，器官来源最值得提倡的途径是
A. 胎儿器官　　B. 克隆器官　　C. 自愿捐献
D. 尸体捐赠　　E. 器官买卖

9. 器官移植中伦理问题**不正确**的是
A. 供体与受体之间的利害关系
B. 供、受体之间的风险-收益的评价问题
C. 供体器官严重不足及其资源分配问题
D. 科学地判定死亡的问题
E. 器官商业化的伦理问题

10. 器官移植面临的伦理问题**不包括**
A. 器官移植成功后病人生存时间的长短　　B. 活体器官移植的利弊争论
C. 尸体器官收集面临传统观念束缚　　D. 可供移植器官如何公正分配
E. 器官移植涉及医疗卫生资源合理配置

11. 下列器官分配受体选择标准**不正确**的是
A. 医学上的适应证和禁忌证　　B. 社会公正的道德要求
C. 个人经济支付能力　　D. 病人曾经对社会的贡献
E. 病人未来的社会价值

12. 器官移植中应遵循的首要原则是
A. 知情同意　　B. 非商品化　　C. 公平公正
D. 生命价值　　E. 互助

13. 下列**不属于**器官移植应遵循的伦理原则是
A. 知情同意　　B. 商品化　　C. 公平公正
D. 生命价值　　E. 互助

14. 某医院眼科医生第2天要为一位病人做角膜移植手术，当天晚上发现准备的角膜不见了，若病人第2天做不了手术，将有完全失明的危险，于是该医生到医院太平间偷偷摘取了一位刚刚死亡病人的角膜。第2天，手术很成功。但不久，死亡病人的家属发现角膜不见了，状告了该医生。关于这起案件，下列说法正确的是
A. 该医生没有征得死亡病人家属同意，自行摘取角膜，违反了知情同意权
B. 该医生为了抢救病人才摘取角膜的，他的做法没有错误
C. 该病人已死亡，不用征求家属的同意
D. 医生有自主权摘走角膜，但最好跟家属商量一下
E. 该医生不用请示上级同意，也不用和家属商量

15. 对参加器官移植的医护人员，应该特别强调的道德责任**不包括**
A. 大力宣传器官移植优势，塑造医院良好形象
B. 对活体器官捐献者必须在严格坚持各项标准的情况下摘取器官
C. 对尸体器官捐献者，坚持亲属知情同意，死亡判断准确无误
D. 对器官分配尽量体现社会公正
E. 对接受者坚持正确的医疗动机并尽量保证手术成功

实训指导

实训一　角色扮演与案例讨论

［实训目的］

1. 培养学生具有爱伤观念，尊重病人，善于换位思考，提高处理护患关系的能力。

2. 通过角色扮演，提高学生的言语表达能力与沟通技巧。

3. 通过案例讨论，理解影响护患关系的因素。

［实训前准备］

1. 教师准备　教师收集案例或参考以下案例，选择学生，分配角色，进行角色扮演指导。

2. 学生准备　参与角色扮演的同学根据案例及教师指导，对案例进行分析和角色扮演准备。

3. 用物准备　根据案例需要准备道具。

［过程与方法］

1. 目的介绍　教师介绍本次实训课的目的与要求。

2. 角色扮演　学生根据角色安排进行角色扮演。

3. 课堂交流　参与角色扮演的学生，交流角色扮演过程中的内心感受。

4. 分组讨论　教师将学生分成4～6组，对每个案例后所提的问题展开讨论，并进行课堂交流。

5. 教师总结　教师对学生角色扮演的情况进行总结评定，对案例分析情况进行补充说明。

案例一：

某医院儿科收治了一名高热患儿，医生初诊为“发热待查，不排除脑炎”。急诊值班护士凭多年经验，对患儿仔细观察，发现精神越来越差，末梢循环不好，伴有谵语，但患儿颈部不强直。于是，护士又详细询问患儿家长喂养史，怀疑是中毒性菌痢。提示值班医生，经肛门指诊大便化验，证实为菌痢。经医护密切配合抢救，患儿得救，患儿家长深表感谢。

请问：

1. 在本案例中，技术因素对护患关系有何影响？

2. 建立良好医护关系的伦理要求是什么？

案例二：

王先生，56岁。因消化系统疾病，需要做腹部B超和X线钡餐两项检查。护士小张将检查预约单交给病人并嘱咐明天不要吃早餐,上午到B超室和放射科做检查。第二天,病人空腹先去放射科做了钡餐检查,后到B超室做B超。由于刚做过钡餐,显影剂还潴留在胃肠道内,B超室的工作人员怕影响检查结果的准确性,不同意为病人做B超检查。病人认为是护士未交代清楚检查项目的顺序而延误了自己的检查和诊断,进而影响了下一步的治疗,以此为由进行投诉。

请问:

1. 本案例中,引起护患关系紧张的主要原因是什么?
2. 如果你是护士小张,在病人检查前,你会如何进行有效的沟通?

案例三:

患儿,5岁。因癫痫持续发作入院,入院时舌体咬伤并严重肿胀。入院后,癫痫再次发作,医护人员以放置牙垫等方法保护舌体。患儿因舌疼痛拒食、烦躁、不配合治疗和护理,家长担心舌体损伤影响孩子语言功能。针对这种情况,护士长亲自给患儿进行口腔护理,给咬破的舌体上药,细心照顾患儿,每天安排时间与患儿母亲沟通,进行心理疏导。护士们有的给患儿买玩具,有的拿来漂亮的衣服和食物。医护人员怀着一定要让孩子尽快康复的信念,经过2周不分昼夜的精心治疗和护理,患儿舌体肿胀终于消退,咬破的伤口也逐渐愈合,语言功能正常,癫痫发作被完全控制,最终顺利出院。患儿父母对医院非常感谢。

请问:

在护理工作中,我们该如何设身处地地站在病人及家属的角度,去感受、理解他们的痛苦,在躯体治疗与护理的同时,给予心理支持与帮助?

[实训报告]

思考建立良好护患关系的伦理要求;如何做一名令病人满意的护士。

(原永敏)

实训二　临床护理伦理规范案例讨论

[实训目的]

1. 运用临床护理伦理相关知识,针对教师所提供的案例进行有效分析,加深对临床工作中伦理问题的解决能力。

2. 通过讨论,使学生在今后的护理工作中,认真履行护士的职责和义务,明确并维护病人的权利。

3. 通过讨论与汇报,提高学生分析问题及言语表达能力。

[实训前准备]

1. 教师准备　根据实训目的,选择典型案例。将学生分为4~6个讨论小组,教师为每个小组提供临床护理工作中的典型案例。

2. 护生准备　查阅教材及其他参考资料中关于临床护理工作中伦理规范的相关论述,以小组为单位,根据教师所提供的典型案例进行讨论与分析,分析护理工作中护士的行为。以小组为单位,将案例和讨论结果制作成课件和情景剧,以备课堂展示。

3. 用物准备　记录本、笔、多媒体设备、课件。

[过程与方法]

1. 目的介绍　教师介绍本次实训的目的与要求。

2. 课堂交流　案例一每组选出一名学生代表,以课件的形式呈现案例并汇报本组的讨论结果。其他小组同学可以交流自己观点。案例二用情景剧的形式进行表演。

3. 教师总结　教师对学生的讨论和发言进行总结和评定,进一步加深学生对临床护理工作中伦理规范的理解。

案例一:

某医院急诊科收治一名脑出血病人行开颅手术,术后连夜送至重症监护室。重症监护室护士李某认真仔细护理病人,随时监测生命体征,应对病情一切变化,以提高抢救成功率为目标。次日凌晨4时,护士发现病人突然出现呼吸急促达34次/分,脉搏快而弱,血压低至60/40mmHg,双侧瞳孔不等大,她预感到颅内出血,一边迅速向值班医生报告,一边打开呼吸机,做好二次手术的一切准备工作。故二次开颅手术进展及时顺利,证实了病人脑部又有一动脉破裂出血,由于发现早,医护密切配合,手术成功,病人得救。

请对护士李某行为做出护理伦理规范评价。

案例二:

李女士,23岁,未婚。因左侧乳腺癌住院治疗。经专家会诊讨论决定,李女士的最佳治疗方案为左侧乳房切除术。

如果你是李女士的责任护士小王,如何做好李女士的工作,使其同意手术?

请你与小组成员将此案例中的情景通过角色扮演的形式表演出来。

[实训报告]

各小组将课件与情景剧剧本进行进一步的修改与完善,以作业的形式提交。

[实训考核]

考核按如下标准进行评分。

1. 人人参与,重视团队合作;
2. 课件制作重点突出,分析条理清晰;
3. 情景剧剧本完整,符合逻辑,模拟真实,表演自然;总结发言,观点清晰。

(刘雪莲)

附　　录

附录一　护 士 条 例

（2008 年国务院第 206 次常务会议通过）

第一章　总　　则

第一条　为了维护护士的合法权益，规范护理行为，促进护理事业发展，保障医疗安全和人体健康，制定本条例。

第二条　本条例所称护士，是指经执业注册取得护士执业证书，依照本条例规定从事护理活动，履行保护生命、减轻痛苦、增进健康职责的卫生技术人员。

第三条　护士人格尊严、人身安全不受侵犯。护士依法履行职责，受法律保护。

全社会应当尊重护士。

第四条　国务院有关部门、县级以上地方人民政府及其有关部门以及乡（镇）人民政府应当采取措施，改善护士的工作条件，保障护士待遇，加强护士队伍建设，促进护理事业健康发展。

国务院有关部门和县级以上地方人民政府应当采取措施，鼓励护士到农村、基层医疗卫生机构工作。

第五条　国务院卫生主管部门负责全国的护士监督管理工作。

县级以上地方人民政府卫生主管部门负责本行政区域的护士监督管理工作。

第六条　国务院有关部门对在护理工作中做出杰出贡献的护士，应当授予全国卫生系统先进工作者荣誉称号或者颁发白求恩奖章，受到表彰、奖励的护士享受省部级劳动模范、先进工作者待遇；对长期从事护理工作的护士应当颁发荣誉证书。具体办法由国务院有关部门制定。

县级以上地方人民政府及其有关部门对本行政区域内做出突出贡献的护士，按照省、自治区、直辖市人民政府的有关规定给予表彰、奖励。

第二章　执 业 注 册

第七条　护士执业，应当经执业注册取得护士执业证书。

申请护士执业注册，应当具备下列条件：

（一）具有完全民事行为能力；

（二）在中等职业学校、高等学校完成国务院教育主管部门和国务院卫生主管部门规定的普通全日制 3 年以上的护理、助产专业课程学习，包括在教学、综合医院完成 8 个月以上

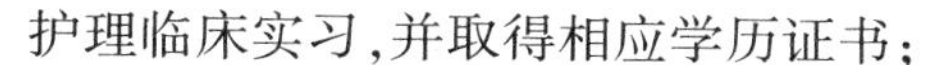
护理临床实习，并取得相应学历证书；

（三）通过国务院卫生主管部门组织的护士执业资格考试；

（四）符合国务院卫生主管部门规定的健康标准。

护士执业注册申请，应当自通过护士执业资格考试之日起3年内提出；逾期提出申请的，除应当具备前款第（一）项、第（二）项和第（四）项规定条件外，还应当在符合国务院卫生主管部门规定条件的医疗卫生机构接受3个月临床护理培训并考核合格。

护士执业资格考试办法由国务院卫生主管部门会同国务院人事部门制定。

第八条　申请护士执业注册的，应当向拟执业地省、自治区、直辖市人民政府卫生主管部门提出申请。收到申请的卫生主管部门应当自收到申请之日起20个工作日内作出决定，对具备本条例规定条件的，准予注册，并发给护士执业证书；对不具备本条例规定条件的，不予注册，并书面说明理由。

护士执业注册有效期为5年。

第九条　护士在其执业注册有效期内变更执业地点的，应当向拟执业地省、自治区、直辖市人民政府卫生主管部门报告。收到报告的卫生主管部门应当自收到报告之日起7个工作日内为其办理变更手续。护士跨省、自治区、直辖市变更执业地点的，收到报告的卫生主管部门还应当向其原执业地省、自治区、直辖市人民政府卫生主管部门通报。

第十条　护士执业注册有效期届满需要继续执业的，应当在护士执业注册有效期届满前30日向执业地省、自治区、直辖市人民政府卫生主管部门申请延续注册。收到申请的卫生主管部门对具备本条例规定条件的，准予延续，延续执业注册有效期为5年；对不具备本条例规定条件的，不予延续，并书面说明理由。

护士有行政许可法规定的应当予以注销执业注册情形的，原注册部门应当依照行政许可法的规定注销其执业注册。

第十一条　县级以上地方人民政府卫生主管部门应当建立本行政区域的护士执业良好记录和不良记录，并将该记录记入护士执业信息系统。

护士执业良好记录包括护士受到的表彰、奖励以及完成政府指令性任务的情况等内容。护士执业不良记录包括护士因违反本条例以及其他卫生管理法律、法规、规章或者诊疗技术规范的规定受到行政处罚、处分的情况等内容。

第三章　权利和义务

第十二条　护士执业，有按照国家有关规定获取工资报酬、享受福利待遇、参加社会保险的权利。任何单位或者个人不得克扣护士工资，降低或者取消护士福利等待遇。

第十三条　护士执业，有获得与其所从事的护理工作相适应的卫生防护、医疗保健服务的权利。从事直接接触有毒有害物质、有感染传染病危险工作的护士，有依照有关法律、行政法规的规定接受职业健康监护的权利；患职业病的，有依照有关法律、行政法规的规定获得赔偿的权利。

第十四条　护士有按照国家有关规定获得与本人业务能力和学术水平相应的专业技术职务、职称的权利；有参加专业培训、从事学术研究和交流、参加行业协会和专业学术团体的权利。

第十五条　护士有获得疾病诊疗、护理相关信息的权利和其他与履行护理职责相关的权利，可以对医疗卫生机构和卫生主管部门的工作提出意见和建议。

第十六条　护士执业，应当遵守法律、法规、规章和诊疗技术规范的规定。

第十七条　护士在执业活动中，发现患者病情危急，应当立即通知医师；在紧急情况下为抢救垂危患者生命，应当先行实施必要的紧急救护。

护士发现医嘱违反法律、法规、规章或者诊疗技术规范规定的，应当及时向开具医嘱的医师提出；必要时，应当向该医师所在科室的负责人或者医疗卫生机构负责医疗服务管理的人员报告。

第十八条　护士应当尊重、关心、爱护患者，保护患者的隐私。

第十九条　护士有义务参与公共卫生和疾病预防控制工作。发生自然灾害、公共卫生事件等严重威胁公众生命健康的突发事件，护士应当服从县级以上人民政府卫生主管部门或者所在医疗卫生机构的安排，参加医疗救护。

第四章　医疗卫生机构的职责

第二十条　医疗卫生机构配备护士的数量不得低于国务院卫生主管部门规定的护士配备标准。

第二十一条　医疗卫生机构不得允许下列人员在本机构从事诊疗技术规范规定的护理活动：

（一）未取得护士执业证书的人员；

（二）未依照本条例第九条的规定办理执业地点变更手续的护士；

（三）护士执业注册有效期届满未延续执业注册的护士。

在教学、综合医院进行护理临床实习的人员应当在护士指导下开展有关工作。

第二十二条　医疗卫生机构应当为护士提供卫生防护用品，并采取有效的卫生防护措施和医疗保健措施。

第二十三条　医疗卫生机构应当执行国家有关工资、福利待遇等规定，按照国家有关规定为在本机构从事护理工作的护士足额缴纳社会保险费用，保障护士的合法权益。

对在艰苦边远地区工作，或者从事直接接触有毒有害物质、有感染传染病危险工作的护士，所在医疗卫生机构应当按照国家有关规定给予津贴。

第二十四条　医疗卫生机构应当制定、实施本机构护士在职培训计划，并保证护士接受培训。

护士培训应当注重新知识、新技术的应用；根据临床专科护理发展和专科护理岗位的需要，开展对护士的专科护理培训。

第二十五条　医疗卫生机构应当按照国务院卫生主管部门的规定，设置专门机构或者配备专（兼）职人员负责护理管理工作。

第二十六条　医疗卫生机构应当建立护士岗位责任制并进行监督检查。

护士因不履行职责或者违反职业道德受到投诉的，其所在医疗卫生机构应当进行调查。经查证属实的，医疗卫生机构应当对护士做出处理，并将调查处理情况告知投诉人。

第五章　法律责任

第二十七条　卫生主管部门的工作人员未依照本条例规定履行职责，在护士监督管理工作中滥用职权、徇私舞弊，或者有其他失职、渎职行为的，依法给予处分；构成犯罪的，依法追究刑事责任。

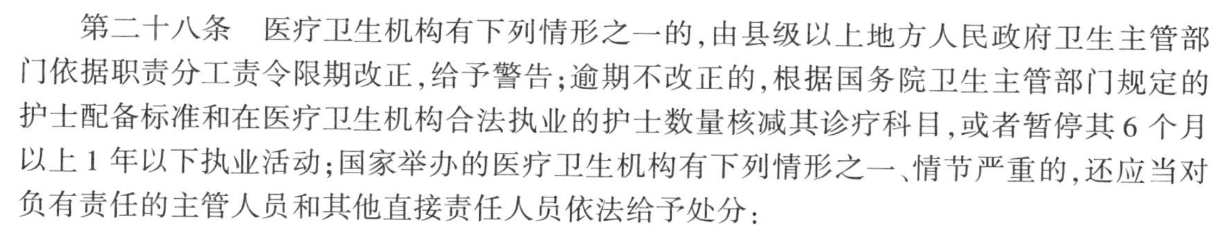

第二十八条　医疗卫生机构有下列情形之一的，由县级以上地方人民政府卫生主管部门依据职责分工责令限期改正，给予警告；逾期不改正的，根据国务院卫生主管部门规定的护士配备标准和在医疗卫生机构合法执业的护士数量核减其诊疗科目，或者暂停其6个月以上1年以下执业活动；国家举办的医疗卫生机构有下列情形之一、情节严重的，还应当对负有责任的主管人员和其他直接责任人员依法给予处分：

（一）违反本条例规定，护士的配备数量低于国务院卫生主管部门规定的护士配备标准的；

（二）允许未取得护士执业证书的人员或者允许未依照本条例规定办理执业地点变更手续、延续执业注册有效期的护士在本机构从事诊疗技术规范规定的护理活动的。

第二十九条　医疗卫生机构有下列情形之一的，依照有关法律、行政法规的规定给予处罚；国家举办的医疗卫生机构有下列情形之一、情节严重的，还应当对负有责任的主管人员和其他直接责任人员依法给予处分：

（一）未执行国家有关工资、福利待遇等规定的；

（二）对在本机构从事护理工作的护士，未按照国家有关规定足额缴纳社会保险费用的；

（三）未为护士提供卫生防护用品，或者未采取有效的卫生防护措施、医疗保健措施的；

（四）对在艰苦边远地区工作，或者从事直接接触有毒有害物质、有感染传染病危险工作的护士，未按照国家有关规定给予津贴的。

第三十条　医疗卫生机构有下列情形之一的，由县级以上地方人民政府卫生主管部门依据职责分工责令限期改正，给予警告：

（一）未制定、实施本机构护士在职培训计划或者未保证护士接受培训的；

（二）未依照本条例规定履行护士管理职责的。

第三十一条　护士在执业活动中有下列情形之一的，由县级以上地方人民政府卫生主管部门依据职责分工责令改正，给予警告；情节严重的，暂停其6个月以上1年以下执业活动，直至由原发证部门吊销其护士执业证书：

（一）发现患者病情危急未立即通知医师的；

（二）发现医嘱违反法律、法规、规章或者诊疗技术规范的规定，未依照本条例第十七条的规定提出或者报告的；

（三）泄露患者隐私的；

（四）发生自然灾害、公共卫生事件等严重威胁公众生命健康的突发事件，不服从安排参加医疗救护的。

护士在执业活动中造成医疗事故的，依照医疗事故处理的有关规定承担法律责任。

第三十二条　护士被吊销执业证书的，自执业证书被吊销之日起2年内不得申请执业注册。

第三十三条　扰乱医疗秩序，阻碍护士依法开展执业活动，侮辱、威胁、殴打护士，或者有其他侵犯护士合法权益行为的，由公安机关依照治安管理处罚法的规定给予处罚；构成犯罪的，依法追究刑事责任。

第六章　附　　则

第三十四条　本条例施行前按照国家有关规定已经取得护士执业证书或者护理专业技

术职称、从事护理活动的人员，经执业地省、自治区、直辖市人民政府卫生主管部门审核合格，换领护士执业证书。

本条例施行前，尚未达到护士配备标准的医疗卫生机构，应当按照国务院卫生主管部门规定的实施步骤，自本条例施行之日起3年内达到护士配备标准。

第三十五条　本条例自2008年5月12日起施行。

附录二　中华护理学会护士守则

第一条　护士应当奉行救死扶伤的人道主义精神，履行保护生命、减轻痛苦、增进健康的专业职责。

第二条　护士应当对患者一视同仁，尊重患者，维护患者的健康权益。

第三条　护士应当为患者提供医学照顾，协助完成诊疗计划，开展健康指导，提供心理支持。

第四条　护士应当履行岗位职责，工作严谨、慎独，对个人的护理判断及执业行为负责。

第五条　护士应当关心、爱护患者，保护患者的隐私。

第六条　护士发现患者的生命安全受到威胁时，应当积极采取保护措施。

第七条　护士应当积极参与公共卫生和健康促进活动，参与突发事件时的医疗救护。

第八条　护士应当加强学习，提高执业能力，适应医学科学和护理专业的发展。

第九条　护士应当积极加入护理专业团体，参与促进护理专业发展的活动。

第十条　护士应当与其他医务工作者建立良好关系，密切配合、团结协作。

附录三　国际护理学会护理人员守则

（1973）

护士的基本任务有四方面：增进健康，预防疾病，恢复健康和减轻痛苦。

全人类都需要护理工作。护理从本质上说就是尊重人的生命，尊重人的尊严和尊重人的权利。

不论国籍、种族、信仰、肤色、年龄、性别、政治或社会地位，一律不受限制。

护士对个人、家庭和社会提供卫生服务，并与有关的群体进行协作。

护士与人：护士的主要任务是向那些要求护理的人负责。

护士做护理时，要尊重个人的信仰、价值观和风俗习惯。

护士掌握由于病人对她信任而提供的情况，要注意保密。

护士与临床实践：护士个人执行的任务就是护理实践，必须坚持学习，做一个称职的护士。

护士要在特殊情况下仍保持高标准护理。

护士在接受或代行一项任务时，必须对自己的资格作出判断。

护士在作为一种职业力量起作用时，个人行动必须时刻保持能反映职业荣誉的标准。

护士与社会：护士们要和其他公民一起分担任务，发起并支持满足公众的卫生和社会需要的行动。

护士与其共事的成员：护士在护理及其他方面，应与共事的成员保持合作共事关系。当

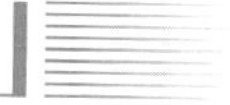

护理工作受到共事成员或任何其他人威胁的时候，护士要采取适当措施保卫个人。

护士与职业：在护理工作与护理教育中心，在决定或补充某些理想的标准时，护士起主要作用。

在培养职业知识核心方面，护士起积极作用。

护士通过职业社团，参与建立和保持护理工作中公平的社会和经济方面的工作条件。

附录四　护理人员伦理学国际法（摘要）

（国际护士协会在 1953 年 7 月的国际护士会议，通过了护士伦理学国际法，1956 年 6 月，在德国法兰克福大议会修订并被采纳）

国际护士伦理学国际法中提出：护士护理病人，担负着建立有助于健康的、物理的、社会的和精神的环境，并着重用教授和示范的方法预防疾病，促进健康。他们为个人、家庭和居民提供保健服务，并与其他保健行业协作。

为人类服务是护士首要职能，也是护士职业存在的理由。护理服务的需要是全人类性的。职业性护理服务以人类的需要为基础，所以不受国籍、种族、信仰、肤色、政治和社会状况的限制。

本法典固有的基本概念是：护士相信人类的本质的自由和人类生命的保存。全体护士均应明了红十字原则及 1949 年日内瓦决议条款中的权利和义务。

1. 护士的基本职责有三个方面：保护生命，减轻痛苦，增进健康。
2. 护士必须始终坚持高标准的护理工作和职业作风。
3. 护士对工作不仅要有充分的准备，而且必须保持高水平的知识和技能。
4. 尊重病人的宗教信仰。
5. 护士应对信托给他们的个人情况保守秘密。
6. 护士不仅要认识到职责，而且要认识到他们职业功能限制。若无医嘱，不予推荐或给予医疗处理，护士在紧急的情况下可给予医疗处理，但应将这些行动尽快地报告给医生。
7. 护士有理智地、忠实地执行医嘱的义务，并应拒绝参与非道德的行动。
8. 护士受到保健小组中的医生和其他成员的信任，对同事中的不适当的和不道德的行为应该向主管当局揭发。
9. 护士接受正当的薪金和接受例如契约中实际的或包含的供应补贴。
10. 护士不允许将他们的名字用于商品广告中或做其他形式的自我广告。
11. 护士与其他事业的成员和同行合作并维持和睦的关系。
12. 护士坚持个人道德标准，因为这反映了对职业的信誉。
13. 在个人行为方面，护士不应有意识地轻视在她所居住和工作的居民中所做的行为方式。
14. 护士应参与与其他卫生行业所分担的责任，以促进满足公共卫生需要的努力，无论是地区的、州的、国家的和国际的。

附录五　自测题答案

第一章　绪论

1. E　2. C　3. A　4. A　5. B　6. C　7. B　8. D　9. E　10. C

第二章　护理伦理的基本理论

1. B　2. B　3. B　4. D　5. B　6. E　7. E　8. A　9. A　10. C
11. A　12. E

第三章　护理伦理的原则、规范和范畴

1. D　2. B　3. B　4. A　5. E　6. E　7. D　8. A　9. C　10. D
11. A　12. A　13. C　14. D　15. D

第四章　护理人际关系伦理

1. A　2. D　3. D　4. E　5. A　6. B　7. E　8. D　9. B　10. C
11. C　12. D　13. E　14. B　15. C　16. A　17. E　18. C　19. D　20. E

第五章　临床护理伦理

1. A　2. C　3. D　4. A　5. D　6. E　7. A　8. D　9. C　10. D
11. A　12. A　13. C　14. B　15. E

第六章　社区卫生服务护理伦理

1. B　2. C　3. E　4. C　5. E　6. D　7. C.　8. D　9. B　10. A

第七章　护理科研伦理

1. B　2. C　3. E　4. E　5. D　6. C　7. C　8. C　9. D　10. A
11. B　12. A　13. B　14. A　15. A

教学大纲

一、课程性质

护理伦理是中等卫生职业教育护理、助产专业的公共选修课，是为培养护理从业者的护理伦理基本理论知识和应用能力而设置的一门课程。护理伦理是护理与伦理紧密结合的边缘学科，是一门研究护理职业道德的科学。它运用一般的伦理学原理和基本原则，调整护理实践过程中护士与他人、与社会之间关系，协调其相互利益。本课程的任务是通过本课程学习，使学生掌握护理伦理的基本知识和技能，懂得“什么是应该的”“什么是不应该的”“为什么要这样做”“为什么不能这样做”“应该如怎样做”，从而解决护理过程中的伦理问题。使学生的伦理观念和伦理修养得到进一步的提升，自觉在实践中进行伦理行为的正确选择和评价，自觉地将护理伦理理论、原则和规范转化为伦理德行为，把学生培养成德智体美全面发展的技能型卫生专业人才，达到立德树人的培养目标。

本课程为其他护理专业课程的先修课，可为后续护理学基础、内科护理、外科护理、妇科护理、儿科护理等课程的学习提供专业伦理基础。

二、课程目标

通过本课程的学习，学生能够达到下列要求：

（一）职业素养目标

1. 具有良好的职业道德，重视护理伦理，自觉尊重护理对象的人格，保护护理对象的隐私。

2. 具有良好的护患交流与医护团队合作能力，能在医疗护理实践中正确处理和调整各种护理关系。

3. 具有良好的法律意识和医疗安全意识，自觉遵守有关医疗卫生的法律法规，依法实施护理任务。

4. 具有良好的护理道德品质和较强的分析、解决临床护理伦理问题的能力。

（二）专业知识和技能目标

知识目标

1. 了解护理伦理产生和发展的过程、研究的对象和研究内容；熟悉护理伦理基础理论。

2. 掌握护理伦理的基本原则、具体原则、基本规范和范畴。

3. 了解护理人际关系伦理的内容和伦理要求，掌握临床护理伦理、社区服务护理伦理的伦理要求。

4. 掌握护理科研伦理规范，了解护理科研伦理的内容。

技能目标

1. 熟练掌握临床护理、社区护理中的伦理要求，学会运用伦理知识指导护理实践。

2. 熟练掌握护理伦理科研的基本知识，学会运用护理伦理解决科研难题和当前伦理热点问题。

三、教学时间分配

教学内容	学时		
	理论	实践	合计
一、绪论	2		2
二、护理伦理的基本理论	2		2
三、护理伦理的原则、规范和范畴	2		2
四、护理人际关系伦理	2	2	4
五、临床护理伦理	2	2	4
六、社区卫生服务护理伦理	2		2
七、护理科研伦理	2		2
合　　计	14	4	18

四、课程内容和要求

单元	教学内容	教学要求	教学活动参考	参考学时	
				理论	实践
一、绪论	（一）伦理		理论讲授 多媒体演示	2	
	1. 道德	熟悉			
	2. 职业道德	掌握			
	3. 伦理学	熟悉			
	（二）护理伦理				
	1. 概念	熟悉			
	2. 研究对象	了解			
	3. 研究内容	了解			
	（三）发展历程				
	1. 形成与发展	了解			
	2. 展望	了解			
	（四）学习护理伦理的意义和方法				
	1. 意义	了解			
	2. 方法	了解			

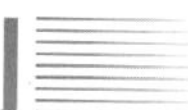

续表

单元	教学内容	教学要求	教学活动参考	参考学时	
				理论	实践
二、护理伦理的基本理论	（一）人道论 1. 医学人道论的含义 2. 医学人道论的历史发展 3. 医学人道论的核心内容 （二）生命论 1. 生命神圣论 2. 生命质量论 3. 生命价值论 （三）义务论 1. 含义 2. 基本观点 3. 历史意义与局限性 （四）功利论 1. 含义 2. 主要观点 3. 历史评价 （五）公益论 1. 含义 2. 主要内容 3. 评价	 掌握 了解 熟悉 熟悉 熟悉 熟悉 熟悉 了解 了解 熟悉 了解 了解 熟悉 了解 了解	理论讲授 多媒体演示 案例分析	2	
三、护理伦理的原则、规范和范畴	（一）护理伦理的基本原则 1. 含义 2. 内容 （二）护理伦理的具体原则 1. 自主原则 2. 不伤害原则 3. 公正原则 4. 有利原则 （三）护理伦理的基本规范 1. 含义及特点 2. 内容及作用 （四）护理伦理的基本范畴 1. 含义 2. 内容	 了解 掌握 掌握 掌握 掌握 掌握 熟悉 熟悉 了解 掌握	理论讲授 多媒体演示 案例分析	2	
四、护理人际关系伦理	（一）护患关系伦理 1. 概述 2. 护患关系内容与模式 3. 护患关系影响因素与伦理要求 （二）护士与同事的关系伦理 1. 护士与护士关系伦理	 熟悉 掌握 掌握 熟悉	理论讲授 多媒体演示 情景教学 案例分析 角色扮演	2	

续表

单元	教学内容	教学要求	教学活动参考	参考学时	
				理论	实践
四、护理人际关系伦理	2. 护士与医生关系伦理 3. 护士与其他同事关系伦理 （三）护士与社会关系伦理 1. 护士与社会关系的内容 2. 护士与社会关系的伦理要求	熟悉 了解 了解 了解			
	实训一　角色扮演与案例讨论				2
五、临床护理伦理	（一）门诊、急诊护理伦理 1. 门诊护理伦理 2. 急诊护理伦理 （二）特殊病人护理伦理 1. 妇产科病人护理伦理 2. 儿科病人护理伦理 3. 老年病人护理伦理 4. 传染科病人护理伦理 5. 精神科病人护理伦理 （三）临终病人护理伦理 1. 临终关怀与临终护理的特点 2. 临终护理的伦理要求 （四）尸体护理伦理 1. 死亡的含义与标准 2. 尸体护理伦理要求	 掌握 掌握 熟悉 熟悉 熟悉 熟悉 熟悉 了解 熟悉 了解 了解	理论讲授 多媒体演示 情景教学 案例分析	2	
	实训二　临床护理伦理规范案例讨论				2
六、社区卫生服务护理伦理	（一）社区卫生护理伦理 1. 概述 2. 发展现状 3. 社区卫生护理伦理要求 （二）突发公共卫生事件护理伦理 1. 概述 2. 伦理要求 （三）家庭病床护理伦理 1. 概述 2. 伦理要求 （四）康复护理伦理 1. 概述 2. 伦理要求	 熟悉 了解 掌握 熟悉 掌握 熟悉 掌握 熟悉 掌握	理论讲授 多媒体演示	2	

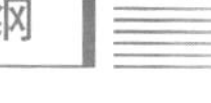

续表

单元	教学内容	教学要求	教学活动参考	参考学时	
				理论	实践
七、护理科研伦理	（一）人体实验伦理		理论讲授	2	
	1. 概述	了解	多媒体演示		
	2. 伦理原则	掌握	情景教学		
	（二）生育控制与优生学伦理		讨论		
	1. 生育控制及其伦理	掌握	案例分析		
	2. 优生学及其伦理	掌握			
	（三）人类辅助生殖技术伦理				
	1. 概述	了解			
	2. 面临的伦理问题	熟悉			
	3. 伦理原则	掌握			
	（四）器官移植伦理				
	1. 概述	了解			
	2. 开展器官移植技术的伦理原则	熟悉			
	3. 开展器官移植过程中的道德责任	掌握			

五、说明

（一）教学安排

本教学大纲主要供中等卫生职业教育护理、助产专业教学使用，第二学期开设，总学时为18学时，其中理论教学14学时，实践教学4学时。学分为2学分。

（二）教学要求

1. 本课程对理论部分教学要求分为掌握、熟悉、了解3个层次。掌握：指对基本知识、基本理论有较深刻的认识，并能综合、灵活地运用所学的知识解决实际问题。熟悉：指能够领会概念、原理的基本含义，解释护理现象。了解：指对基本知识、基本理论能有一定的认识，能够记忆所学的知识要点。

2. 本课程重点突出以岗位胜任力为导向的教学理念，在实践技能方面分为熟练掌握和学会2个层次。熟练掌握：指能独立、规范地解决在护理伦理实践中的能力，运用护理伦理基本理论来规范和调整护理行为。学会：指在教师的指导下能初步解决护理科研伦理中的难题。

（三）教学建议

1. 本课程依据护士岗位的工作任务、职业能力要求，强化理论实践一体化，突出“做中学、做中教”的职业教育特色，根据培养目标、教学内容和学生的学习特点以及职业资格考核要求，提倡项目教学、案例教学、任务教学、角色扮演、情境教学等方法，利用校内外实训基地，将学生的自主学习、合作学习和教师引导教学等教学组织形式有机结合。

2. 教学过程中，可通过测验、观察记录、技能考核和理论考试等多种形式对学生的职业素养、专业知识和技能进行综合考评。应体现评价主体的多元化，评价过程的多元化，评价方式的多元化。评价内容不仅关注学生对知识的理解和技能的掌握，而且更要关注在护理伦理实践中运用知识与解决实际问题的能力水平，重视护士职业素质的形成。

中英文名词对照索引

Z

主要参考文献

1. 罗国杰. 伦理学. 北京:人民出版社,1989.
2. 丛亚丽. 护理伦理学. 北京:北京医科大学出版社,2002.
3. 陈元方. 生物医学研究伦理学. 北京:中国协和医科大学出版社,2003.
4. 王平. 死亡与伦理学. 武汉:武汉大学出版社,2004.
5. 刘长秋. 器官移植法研究. 北京:法律出版社,2005.
6. 王斌. 人际沟通. 北京:人民卫生出版社,2006.
7. 孙宏玉. 护理伦理学,北京:北京大学医学出版社,2008.
8. 邱祥兴,孙福川. 医学伦理学. 北京:人民卫生出版社,2008.
9. 况成云. 医学伦理学. 北京:人民卫生出版社,2008.
10. 李怀珍. 护理伦理学. 北京:人民军医出版社,2009.
11. 曾繁荣. 医学伦理学. 第2版. 北京:人民卫生出版社,2010.
12. 温树田. 护理伦理. 第2版. 北京:高等教育出版社,2011.
13. 李晓松. 护理学基础. 第2版. 北京:人民卫生出版社,2011.
14. 王锦帆. 医患沟通学. 第2版. 北京:人民卫生出版社,2011.
15. 张绍翼,何俊康. 护理伦理. 第2版. 西安:第四军医大学出版社,2012.
16. 丛亚丽. 护理伦理. 北京:北京大学出版社,2012.
17. 高莉萍,江秀玲. 护理伦理与法规. 上海:第二军医大学出版社,2012.
18. 赵爱英,张恭,钟会亮. 护理伦理与护理法规. 武汉:华中科技大学出版社,2012.
19. 袁丽容. 护理伦理. 北京:科学出版社,2012.
20. 孙丽芳,张志斌. 护理伦理学. 南京:东南大学出版社,2012.
21. 姜小鹰. 护理伦理学. 第2版. 北京:人民卫生出版社,2013.
22. 徐玉梅,梅金姣. 护理伦理. 北京:科学出版社,2013.
23. 王卫红,杨敏. 护理伦理. 第2版. 北京:清华大学出版社,2013.
24. 邱祥兴. 医学伦理学. 第2版. 北京:人民卫生出版社,2013.
25. 龙亚香. 护理伦理与法规. 西安:第四军医大学出版社,2013.
26. 贾丽萍. 护理伦理学. 北京:科学出版社,2013.
27. 尹梅. 护理伦理学. 第2版. 北京:人民卫生出版社,2013.
28. 秦敬民. 护理伦理与法律规范. 北京:人民卫生出版社,2014.

51检